# Ashley Fitzgerald

# SALUD MENTAL
## Cómo conseguirla. Cómo conservarla.

Una guía práctica para lograr y mantener el bienestar emocional a lo largo de la vida

**Publicado por UNITEXTO**

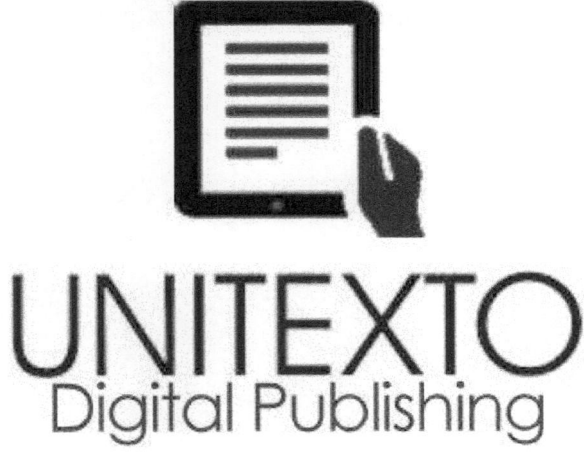

# TABLA DE CONTENIDOS

## PARTE 1: CÓMO TENER SALUD MENTAL

**Introducción: Entendiendo la salud mental****
- Definición de salud mental en el mundo actual
- La importancia del bienestar mental
- Conceptos erróneos comunes sobre la salud mental
- La conexión entre la salud mental, física y emocional.

**Capítulo 1: Evaluación de su estado mental actual**
- Reconocer indicadores de salud mental
- Herramientas y técnicas de autoevaluación
- Identificar posibles desafíos para la salud mental
- Cuándo y cómo buscar ayuda profesional

**Capítulo 2: Construyendo una base para el bienestar mental**
- La importancia de un estilo de vida equilibrado
- El papel del sueño, la nutrición y la actividad física en la salud mental
- Establecer una red social de apoyo
- Cultivar la conciencia emocional y la inteligencia.
Citas, libros de referencia, artículos académicos y estudios de casos.

**Capítulo 3: Atención plena y claridad mental**
- Introducción al mindfulness y sus beneficios
- Técnicas para mantenerse presente y concentrado
- Ejercicios prácticos para reducir el estrés y la ansiedad
- Incorporar la atención plena en las rutinas diarias

**Capítulo 4: Estrategias cognitivo-conductuales**
- Comprender los principios de la terapia cognitivo conductual (TCC)

- Cómo identificar y desafiar patrones de pensamiento negativos
- Reformular pensamientos y creencias para la resiliencia mental
- Técnicas para manejar la ansiedad y la depresión

## Capítulo 5: El papel de la terapia y el apoyo profesional
- Diferentes tipos de terapia (terapia de conversación, TCC, EMDR, etc.)
- Encontrar el terapeuta adecuado para sus necesidades
- Cuándo y cómo considerar la medicación
- Autoayuda vs. intervención profesional

# PARTE 2: CÓMO MANTENER LA SALUD MENTAL

## Capítulo 6: Mantener la resiliencia mental
- Desarrollar resiliencia emocional para afrontar los desafíos de la vida.
- Desarrollar mecanismos de afrontamiento del estrés.
- La importancia de la adaptabilidad y la flexibilidad
- Creación de un plan de salud mental a largo plazo

## Capítulo 7: Fomentar las relaciones y el bienestar social
- El impacto de las relaciones saludables en la salud mental
- Establecer límites y evitar relaciones tóxicas
- Cómo mejorar la comunicación y la conexión emocional
- Cómo afrontar la soledad y el aislamiento
Citas, libros de referencia, artículos académicos y estudios de casos.

## Capítulo 8: El papel del propósito y el significado

- Encontrar propósito y pasión en la vida.
- Cómo el trabajo, los pasatiempos y los intereses afectan la salud mental
- Establecer metas alcanzables y encontrar motivación.
- Equilibrar la ambición con el bienestar

## Capítulo 9: Manejo de la salud mental a lo largo del tiempo

- Reconocer y abordar las señales de alerta temprana del deterioro de la salud mental
- Adaptar las rutinas de autocuidado a medida que cambian las circunstancias de la vida.
- Cómo afrontar los contratiempos y recuperar el equilibrio
- Aprendizaje permanente y crecimiento en prácticas de salud mental.

## PARTE 3: ESTRATEGIAS PARA SITUACIONES ESPECIALES

## Capítulo 10: La salud mental en la era digital

- El impacto de la tecnología y las redes sociales en la salud mental
- Cómo poner límites al consumo digital
- Reconocer y prevenir la adicción digital
- Utilizar la tecnología para apoyar el bienestar mental

## Capítulo 11: La salud mental durante las transiciones importantes de la vida

- Cómo afrontar cambios importantes como transiciones laborales, pérdidas y nuevas relaciones.
- Cómo afrontar el duelo y la pérdida
- Consejos de salud mental para padres, cuidadores y personas mayores

- Estrategias de salud mental para afrontar enfermedades crónicas

## Capítulo 12: Salud mental y sociedad
- El papel del apoyo comunitario en el bienestar mental
- Cómo contribuir a reducir el estigma de la salud mental
- Acceso a recursos de salud mental en diferentes comunidades
- Defensa de políticas y reformas en materia de salud mental

## Conclusión: Un compromiso de por vida con el bienestar mental**
- Resumen de las estrategias clave y conclusiones
- Fomento del mantenimiento continuo de la salud mental
- Recursos para mayor apoyo y orientación profesional
- Reflexiones finales sobre el camino hacia una salud mental sostenible
-. Artículos académicos relacionados con la salud mental.
-. Libros de referencia sobre salud mental.

## Plan semanal equilibrado con ejercicios y actividades

# Introducción: Entendiendo la salud mental

La salud mental es un aspecto vital de nuestro bienestar general, pero sigue siendo uno de los temas más incomprendidos y estigmatizados en la sociedad moderna. Tal como la define la Organización Mundial de la Salud (OMS), la salud mental no es simplemente la ausencia de trastornos mentales, sino un estado de bienestar en el que las personas desarrollan su potencial, afronta el estrés normal, trabajan de forma productiva y contribuyen a sus comunidades (OMS, 2021). Para comprender la salud mental es necesario que exploremos no solo al individuo, sino también los factores sociales y culturales que dan forma a nuestras experiencias y percepciones.

**Definición de salud mental en el mundo actual**

En el mundo actual, la salud mental es más que la ausencia de problemas psicológicos. Implica una compleja interacción entre el bienestar emocional, psicológico y social. Según la Asociación Estadounidense de Psiquiatría (APA), la salud mental afecta la forma en que pensamos, sentimos y nos comportamos. También influye en la forma en que manejamos el estrés, nos relacionamos con los demás y tomamos decisiones a lo largo de la vida. Esta definición más amplia subraya la importancia de la salud mental como un componente esencial de la salud general de una persona.

En términos académicos, la salud mental suele analizarse en el marco del modelo biopsicosocial, que pone énfasis en la interconexión entre la biología (genética, neuroquímica), la psicología (emociones, conductas) y los factores sociales (relaciones, cultura). Este modelo permite un enfoque holístico de la salud mental, reconociendo que las experiencias individuales no pueden separarse de las influencias ambientales. Como se afirma en un artículo de Engel de 2010, "la salud mental no puede entenderse únicamente en términos de procesos neuroquímicos o conductas aisladas, sino que debe analizarse en contexto".

**La importancia del bienestar mental**

No se puede exagerar la importancia del bienestar mental. Un estado mental saludable permite a las personas gestionar el estrés diario, participar de manera significativa en actividades sociales y perseguir objetivos personales. La salud mental es fundamental para la salud general, ya que afecta la salud física, las relaciones e incluso el desempeño laboral. Por ejemplo, un estudio publicado en *The Lancet Psychiatry* en 2018 concluyó que las personas con buena salud mental tienen más probabilidades de mantener una mejor salud física, lo que conduce a tasas más bajas de enfermedades crónicas como enfermedades cardíacas y diabetes.

El bienestar mental está estrechamente vinculado a la satisfacción vital. Una investigación de la Universidad de Warwick demostró que el bienestar mental se correlaciona positivamente con factores como las relaciones sociales, el empleo y la actividad física (Stewart-Brown et al., 2011). Además, mantener una buena salud mental reduce el riesgo de desarrollar enfermedades mentales como la depresión, la ansiedad o los trastornos por abuso de sustancias.

Sin embargo, el camino hacia el bienestar mental no está exento de desafíos. La salud mental sigue siendo un tema delicado para muchas personas y el estigma suele actuar como una barrera para buscar ayuda. En 2021, un estudio de Corrigan et al. concluyó que el estigma que rodea a los problemas de salud mental no solo retrasa el tratamiento, sino que también afecta la calidad de la atención que reciben las personas. Este estigma, combinado con las desigualdades sociales y económicas, dificulta que muchas personas accedan a los recursos necesarios para mantener el bienestar mental.

**Conceptos erróneos comunes sobre la salud mental**

A pesar de la creciente concienciación, siguen persistiendo los conceptos erróneos sobre la salud mental. Uno de los más frecuentes es la creencia de que la enfermedad mental es un signo de debilidad o de falta de responsabilidad personal. En realidad, los trastornos de salud mental, como la depresión o la ansiedad, tienen componentes biológicos y genéticos y pueden afectar a cualquier persona, independientemente de su edad, sexo o situación socioeconómica.

Otro concepto erróneo es que los problemas de salud mental son poco frecuentes o solo afectan a una pequeña parte de la población. De hecho, la OMS informa que alrededor de 1 de cada 8 personas en el mundo vive con un problema de salud mental. La depresión es la principal causa de discapacidad en todo el mundo y los trastornos de ansiedad son los problemas de salud mental más comunes en los Estados Unidos, afectando aproximadamente a 40 millones de adultos cada año (Instituto Nacional de Salud Mental, 2021).

Además, muchas personas creen que los problemas de salud mental son siempre visibles o reconocibles. Sin embargo, muchas personas con problemas de salud mental pueden parecer estar bien por fuera, pero en el fondo tienen problemas. La salud mental no siempre se caracteriza por síntomas obvios; puede ser sutil y variar mucho de una persona a otra.

Otro error muy extendido es que el tratamiento de la salud mental es innecesario o ineficaz. Por el contrario, se ha demostrado que los tratamientos de salud mental, que van desde la psicoterapia hasta la medicación, son eficaces para controlar y tratar afecciones. Un metaanálisis de Cuijpers et al. (2016) concluyó que las psicoterapias, especialmente la terapia cognitivo-conductual (TCC), son muy eficaces para una variedad de trastornos de salud mental, entre ellos la depresión y la ansiedad. Los medicamentos, cuando se recetan adecuadamente, también pueden desempeñar un papel crucial en el manejo de afecciones más graves.

## La conexión entre la salud mental, física y emocional

La salud mental está profundamente entrelazada con la salud física y emocional. Cada vez se reconoce más que una mala salud mental puede tener consecuencias negativas para la salud física y viceversa. Por ejemplo, el estrés crónico, que suele estar vinculado a la ansiedad o la depresión, puede debilitar el sistema inmunológico, aumentar el riesgo de enfermedades cardiovasculares y contribuir al desarrollo de enfermedades metabólicas como la diabetes (Harvard Health Publishing, 2020).

Por el contrario, los problemas de salud física también pueden exacerbar los problemas de salud mental. Por ejemplo, las personas con enfermedades crónicas como el cáncer, la diabetes o el dolor crónico suelen presentar tasas más altas de depresión y ansiedad. Una investigación realizada por el Instituto Nacional de Salud Mental (NIMH) concluyó que las personas con enfermedades crónicas tienen entre dos y tres veces más probabilidades de sufrir trastornos de salud mental que la población general.

Además, la salud emocional (la capacidad de gestionar las emociones y expresarlas de forma saludable) también influye en el bienestar mental. La regulación emocional, o la capacidad de controlar las propias respuestas emocionales, es esencial para mantener la salud mental. Las personas con una regulación emocional deficiente suelen experimentar niveles elevados de estrés y ansiedad, que pueden derivar en problemas de salud mental más graves si no se abordan. Un estudio de 2015 realizado por Gross y John destacó que las estrategias de regulación emocional, como la atención plena y el reencuadre, son clave para reducir la intensidad y la frecuencia de las experiencias emocionales negativas.

La conexión mente-cuerpo no es solo una construcción teórica; tiene implicaciones prácticas para la salud. Los enfoques de atención integrada, que combinan la atención de la salud mental y física, son cada vez más comunes en los entornos de atención médica. Este enfoque garantiza que las personas reciban una atención integral que aborde tanto las necesidades de salud mental como las físicas. Por ejemplo, el modelo de atención integrada de Kaiser Permanente ha mostrado resultados positivos en el manejo de afecciones de salud mental y física (Katon et al., 2017).

## Conclusión

Comprender la salud mental es esencial para fomentar el bienestar general de las personas y las comunidades. Implica reconocer la compleja interacción entre la salud psicológica, emocional y física, y abordar los conceptos erróneos comunes que impiden que las personas busquen ayuda. Con una mayor conciencia, investigación y un enfoque holístico, podemos apoyar mejor la salud mental y su papel fundamental en la configuración de nuestras vidas.

Esta comprensión más amplia de la salud mental no solo nos anima a buscar ayuda cuando la necesitamos, sino que también promueve medidas proactivas para mantener el bienestar mental, incluidos controles regulares de salud mental, cambios en el estilo de vida y estrategias de regulación emocional. A medida que avanzamos en el campo, la integración de la salud mental, física y emocional en nuestra comprensión del bienestar general se vuelve cada vez más importante.

**PARTE 1: CÓMO TENER SALUD MENTAL**

## Capítulo 1: Evaluación de su estado mental actual

La salud mental es una piedra angular de nuestro bienestar general, pero muchas personas pasan por alto la importancia de evaluar su estado mental actual hasta que surge una crisis. Para comprender la propia salud mental es necesario realizar una autoevaluación periódica, al igual que los controles de salud física. Este capítulo se centra en reconocer los indicadores de salud mental, utilizar herramientas de autoevaluación, identificar posibles desafíos y determinar cuándo buscar ayuda profesional.

### Reconociendo los indicadores de salud mental

La salud mental abarca nuestro bienestar emocional, psicológico y social, y afecta la forma en que pensamos, sentimos y actuamos. Reconocer los indicadores tempranos de los cambios en la salud mental es fundamental para la prevención y la intervención. Los indicadores de una salud mental positiva incluyen la capacidad de afrontar el estrés, mantener relaciones significativas y participar en un trabajo productivo. Por el contrario, los indicadores de problemas de salud mental pueden manifestarse a través de sentimientos persistentes de tristeza, ansiedad, irritabilidad o entumecimiento emocional.

Un estudio de 2014 publicado en *Psychiatry Research* por Keyes et al. describe un marco para comprender la salud mental en un continuo que va desde el florecimiento hasta el languidecimiento. Las personas en la categoría de "florecimiento" muestran altos niveles de bienestar emocional, social y psicológico, mientras que las de la categoría de "languidecimiento" pueden sentirse desconectadas, carecer de un propósito o experimentar trastornos emocionales leves pero crónicos. Reconocer dónde se encuentra una persona en este espectro es esencial para evaluar la salud mental.

Además, los síntomas físicos suelen acompañar a los cambios en la salud mental. Los trastornos del sueño, los cambios en el apetito, la fatiga crónica y el dolor físico inexplicable pueden ser signos de problemas psicológicos subyacentes. Reconocer el vínculo entre los síntomas físicos y mentales es fundamental. Como se señala en un estudio de Scott et al. (2021), "las manifestaciones físicas de los problemas de salud mental suelen preceder al reconocimiento emocional, por lo que es importante realizar un seguimiento de los cambios en la salud corporal como posibles indicadores de salud mental".

**Herramientas y técnicas de autoevaluación**

Una vez que se reconocen los posibles signos de problemas de salud mental, el siguiente paso es utilizar herramientas de autoevaluación para comprender mejor su estado actual. La autoevaluación puede ayudar a las personas a controlar sus pensamientos, emociones y comportamientos, lo que ofrece información que puede conducir a una gestión proactiva de la salud mental.

Una herramienta muy utilizada es el *Cuestionario de salud del paciente-9* (PHQ-9), que permite detectar la depresión. Este cuestionario permite a las personas evaluar la frecuencia de síntomas como tristeza, falta de interés y falta de energía. Las puntuaciones se clasifican para indicar depresión leve, moderada o grave, lo que ayuda a las personas a evaluar si sus sentimientos requieren una intervención adicional. Otra herramienta útil es la escala *Generalized Anxiety Disorder-7* (GAD-7), que evalúa la gravedad de los síntomas de ansiedad. Estas herramientas de autoevaluación están ampliamente validadas y son accesibles en línea.

Las prácticas de mindfulness también pueden servir como una forma de autoevaluación. Técnicas como llevar un diario y meditar fomentan la autoconciencia al alentar a las personas a reflexionar sobre su estado emocional y mental. En un estudio publicado en *Mindfulness* (2016), los autores Baer et al. descubrieron que las prácticas regulares de mindfulness mejoran la regulación emocional y aumentan la autoconciencia, lo que facilita que las personas reconozcan cuándo su salud mental puede estar deteriorándose.

Además de los cuestionarios formales y la atención plena, aplicaciones como *Headspace*, *Moodfit* y *Woebot* ofrecen ejercicios y evaluaciones guiadas para ayudar a los usuarios a realizar un seguimiento de su salud mental a lo largo del tiempo. Estas aplicaciones integran un diario digital, un seguimiento de los síntomas e incluso herramientas de terapia cognitiva conductual (TCC) para proporcionar información inmediata sobre el estado de la salud mental.

**Identificación de posibles problemas de salud mental**

Los problemas de salud mental pueden ir desde un estrés leve y de corta duración hasta afecciones crónicas y graves, como la depresión o los trastornos de ansiedad. Identificar estos problemas de forma temprana es fundamental para controlar los síntomas antes de que se agraven.

Uno de los primeros pasos para identificar posibles problemas es reconocer patrones en las emociones y conductas. Por ejemplo, si los sentimientos de tristeza o irritabilidad persisten durante más de dos semanas, podrían indicar el inicio de una depresión. De manera similar, la preocupación, la inquietud y la dificultad para concentrarse constantes podrían indicar un trastorno de ansiedad. Según el Manual diagnóstico y estadístico de los trastornos mentales (DSM-5), la clave para diagnosticar los trastornos de salud mental es la persistencia de los síntomas a lo largo del tiempo y su impacto en el funcionamiento diario.

Otro factor importante para identificar los problemas de salud mental es comprender los factores de riesgo personales. La predisposición genética, los antecedentes de trauma, el consumo de sustancias y los cambios importantes en la vida se asocian con un mayor riesgo de desarrollar trastornos de salud mental. Estudios como los realizados por Kessler et al. (2005) sobre la Encuesta Nacional de Comorbilidad sugieren que las personas con antecedentes familiares de enfermedades mentales tienen una probabilidad significativamente mayor de desarrollar trastornos como el trastorno bipolar o la esquizofrenia. El conocimiento de estos factores de riesgo puede guiar a las personas a estar más atentas a la hora de controlar su salud mental.

Además, los factores sociales desempeñan un papel fundamental. El aislamiento social, el estrés económico y la discriminación pueden exacerbar los problemas de salud mental, especialmente en el caso de los grupos marginados. La *Organización Mundial de la Salud* (2021) destaca los determinantes sociales de la salud mental y señala que factores como la desigualdad, la pobreza y la falta de acceso a la atención sanitaria afectan de manera desproporcionada el bienestar mental.

**Cuándo y cómo buscar ayuda profesional**

Si bien la autoevaluación es valiosa, hay momentos en los que es necesaria la ayuda profesional. Buscar terapia o consultar con un profesional de la salud mental es esencial si los síntomas de angustia mental persisten, empeoran o interfieren con la vida diaria. El desafío para muchas personas es reconocer cuándo hacer esta transición del autocuidado al cuidado profesional.

Según la Alianza Nacional de Enfermedades Mentales (NAMI), las señales de que es momento de buscar ayuda profesional incluyen:
- Incapacidad para afrontar los problemas cotidianos y el estrés.
- Alejamiento de amigos y familiares.
- Pensamientos de autolesión o suicidio.
- Cambios repentinos e inexplicables de humor o cambios de comportamiento
- Uso excesivo de sustancias como alcohol o drogas para sobrellevar la situación.

Los profesionales de la salud mental, incluidos psicólogos, psiquiatras y consejeros autorizados, están capacitados para brindar intervenciones terapéuticas adaptadas a las necesidades individuales. Por ejemplo, la terapia cognitivo-conductual (TCC) se recomienda ampliamente para la ansiedad y la depresión, ya que se centra en identificar y cambiar los patrones de pensamiento negativos. Según un metaanálisis de 2016 realizado por Cuijpers et al., la TCC es un tratamiento eficaz para una amplia gama de afecciones de salud mental, incluida la depresión mayor, el trastorno de ansiedad generalizada y el trastorno de estrés postraumático.

También se pueden recetar medicamentos, incluidos antidepresivos, ansiolíticos y estabilizadores del estado de ánimo, junto con la terapia. Si bien la medicación no siempre es necesaria, puede brindar alivio a quienes padecen afecciones moderadas o graves. Es importante que las personas consulten con un psiquiatra autorizado para determinar si la medicación es adecuada y analizar los posibles efectos secundarios.

Además, la terapia de grupo, los grupos de apoyo entre pares y las líneas de ayuda ofrecen recursos accesibles para quienes dudan en buscar asesoramiento individual. Los grupos de apoyo pueden brindar una sensación de comunidad y de experiencia compartida, lo que reduce los sentimientos de aislamiento. Los estudios de casos como los documentados por Yalom (2005) en *The Theory and Practice of Group Psychotherapy* resaltan el potencial terapéutico de los entornos grupales, en particular para quienes luchan contra el duelo, el trauma o los problemas de relación.

## Conclusión

Evaluar el estado mental actual de una persona es el primer paso para lograr y mantener la salud mental. Reconocer los indicadores de salud mental, utilizar herramientas de autoevaluación e identificar los posibles desafíos de manera temprana puede prevenir la intensificación de los problemas de salud mental. Sin embargo, se debe buscar ayuda profesional cuando los síntomas persisten, empeoran o interfieren significativamente con la vida diaria. Al comprender los indicadores de salud mental y ser proactivos en cuanto a la autoevaluación, las personas pueden tomar medidas significativas para mejorar su bienestar mental y vivir una vida equilibrada y plena.

En definitiva, la salud mental es un proceso continuo que requiere reflexión periódica, autoconocimiento y, cuando sea necesario, la orientación de profesionales de la salud mental. Mediante una combinación de conocimiento personal y apoyo profesional, las personas no solo pueden evaluar su estado mental, sino también mejorarlo.

## Capítulo 2: Construyendo una base para el bienestar mental

El bienestar mental no se produce por casualidad: requiere acciones deliberadas y prácticas constantes. Construir una base sólida para el bienestar mental implica crear un estilo de vida equilibrado, priorizar el sueño, la nutrición y la actividad física, establecer una red social de apoyo y cultivar la conciencia y la inteligencia emocionales. Estos elementos funcionan sinérgicamente para promover la resiliencia, reducir el estrés y mejorar la salud mental en general.

### La importancia de un estilo de vida equilibrado

Un estilo de vida equilibrado es fundamental para lograr el bienestar mental. Este equilibrio incluye gestionar el tiempo de forma eficaz, establecer objetivos realistas, mantener una integración saludable entre el trabajo y la vida personal y satisfacer las necesidades emocionales y sociales. Como destacan Huppert y So en su estudio sobre el bienestar (2013), "el bienestar mental es más que la ausencia de enfermedades mentales; requiere un equilibrio entre las emociones positivas, el compromiso y un sentido y un propósito en la vida". Sin equilibrio, las personas pueden sufrir agotamiento, estrés crónico e incluso trastornos de salud mental.

Un estilo de vida equilibrado también implica alinear varios aspectos de la vida (trabajo, relaciones, crecimiento personal y actividades de ocio) de manera que favorezcan la salud mental. Según The Journal of Happiness Studies (2020), las personas que equilibran su vida profesional y personal manifiestan mayores niveles de satisfacción vital y menores niveles de ansiedad y depresión. Participar en actividades satisfactorias fuera del trabajo, como pasatiempos, actividades creativas y relajación, contribuye a una sensación holística de bienestar.

Además, el equilibrio no es estático. Las personas necesitan ajustar sus rutinas y hábitos en función de sus circunstancias vitales, reconociendo cuándo bajar el ritmo, descansar o reordenar aspectos de su vida. La clave es mantenerse adaptable y receptivo a las necesidades físicas, mentales y emocionales de cada uno.

### El papel del sueño, la nutrición y la actividad física en la salud mental

El sueño, la nutrición y la actividad física son pilares fundamentales para la salud física, pero también desempeñan un papel crucial en el bienestar mental. La falta de sueño, la mala alimentación y un estilo de vida sedentario pueden afectar negativamente el estado de ánimo, la cognición y la resiliencia emocional.

Dormir
El sueño es esencial para mantener la salud mental. La falta crónica de sueño aumenta el riesgo de sufrir trastornos del estado de ánimo, como ansiedad y depresión. Según la *Escuela de Medicina de Harvard* (2020), "la alteración del sueño afecta el funcionamiento cognitivo, la regulación emocional y la capacidad del cuerpo para gestionar el estrés". Los estudios muestran que las personas que duermen de forma constante entre 7 y 9 horas cada noche están mejor preparadas para gestionar el estrés, resolver

problemas y mantener un estado de ánimo positivo
(Walker, 2017).

La falta de un sueño reparador afecta la capacidad del
cerebro para procesar las experiencias emocionales, lo
que hace que las personas sean más reactivas a los
estímulos negativos. Un estudio de 2015 realizado por
Ben Simon et al. descubrió que las personas privadas de
sueño tienen un 60 % más de probabilidades de
reaccionar emocionalmente al estrés en comparación
con las que descansan bien. Establecer una higiene del
sueño saludable (como mantener un horario de sueño
constante, limitar el tiempo frente a la pantalla antes de
acostarse y crear un entorno de sueño relajante) ayuda
a promover la resiliencia mental.

Nutrición
La nutrición es otro factor crucial en la salud mental. El
cerebro necesita un suministro constante de nutrientes
para funcionar de forma óptima. Las deficiencias de
nutrientes esenciales como los ácidos grasos omega-3,
la vitamina D y el magnesio se han relacionado con un
mayor riesgo de depresión, ansiedad y deterioro
cognitivo (Jacka et al., 2014). Además, las dietas ricas en
alimentos procesados, azúcar y grasas saturadas se han
asociado con malos resultados en materia de salud
mental, incluidas tasas más altas de trastornos del
estado de ánimo.

Por el contrario, una dieta rica en alimentos integrales
(frutas, verduras, cereales integrales, proteínas magras
y grasas saludables) favorece la función cerebral y la
estabilidad emocional. Un estudio de caso realizado por
la *Universidad de Melbourne* descubrió que las
personas que siguieron una dieta de estilo

mediterráneo experimentaron mejoras significativas en el estado de ánimo y una reducción de los síntomas depresivos en 12 semanas (Jacka et al., 2017). Por lo tanto, la nutrición es una herramienta poderosa para favorecer la salud mental y el bienestar.

Actividad física
La actividad física es igualmente importante para el bienestar mental. El ejercicio regular estimula la producción de neurotransmisores como la serotonina y la dopamina, que desempeñan un papel en la regulación del estado de ánimo. Un estudio de referencia realizado por Schuch et al. (2016) concluyó que el ejercicio es tan eficaz como la medicación para reducir los síntomas de depresión y ansiedad en algunos casos.

El ejercicio también reduce el estrés al disminuir los niveles de cortisol, promover la relajación y mejorar el sueño. Además, la actividad física fomenta una sensación de logro, mejora la autoestima y ofrece una salida para gestionar las emociones. Ya sea mediante ejercicios de alta intensidad, yoga o simplemente caminar al aire libre, integrar el movimiento en la vida diaria es esencial para la salud mental.

## Establecer una red social de apoyo

Los seres humanos somos seres sociales por naturaleza y las relaciones desempeñan un papel fundamental en el bienestar mental. Una red social de apoyo proporciona seguridad emocional, ofrece un sentido de pertenencia y actúa como amortiguador contra el estrés. Como demuestra una investigación de la *Asociación Estadounidense de Psicología* (2020), las personas con fuertes conexiones sociales tienen más probabilidades de manifestar niveles más altos de satisfacción con la vida y niveles más bajos de ansiedad y depresión.

Las redes de apoyo social pueden incluir a familiares, amigos, colegas e incluso profesionales de la salud mental. Estas relaciones ofrecen asistencia tanto emocional como práctica, como escuchar, ayudar a resolver problemas o simplemente pasar tiempo juntos. Un estudio de 2015 realizado por Holt-Lunstad et al. descubrió que el aislamiento social tiene el mismo impacto negativo en la salud que fumar 15 cigarrillos al día, lo que enfatiza la importancia de cultivar relaciones significativas.

Sin embargo, no todas las interacciones sociales contribuyen positivamente al bienestar mental. Las relaciones tóxicas o agotadoras pueden exacerbar los problemas de salud mental. Establecer límites saludables es esencial para mantener conexiones de apoyo. Como escribe el psicólogo clínico Dr. Henry Cloud en *Boundaries: When to Say Yes, How to Say No to Take Control of Your Life* (1992), "los límites son una línea de propiedad personal que marca aquellas cosas de las que somos responsables. En resumen, los límites nos ayudan a mantener lo bueno dentro y lo malo fuera".

### Cultivando la conciencia emocional y la inteligencia

La conciencia emocional y la inteligencia emocional (IE) son fundamentales para gestionar la salud mental de forma eficaz. La conciencia emocional implica reconocer y comprender las propias emociones, mientras que la inteligencia emocional implica utilizar esa conciencia para orientar los pensamientos y las conductas de forma constructiva.

Daniel Goleman, en su influyente libro *Inteligencia emocional: por qué puede ser más importante que el coeficiente intelectual* (1995), sostiene que la inteligencia emocional es fundamental para el éxito en la vida, ya que influye no solo en la salud mental, sino también en las relaciones personales, el éxito profesional y la satisfacción general con la vida. Goleman identifica cinco componentes clave de la inteligencia emocional: autoconciencia, autorregulación, motivación, empatía y habilidades sociales. Cultivar estas habilidades permite a las personas afrontar los desafíos emocionales con resiliencia.

Las investigaciones respaldan el vínculo entre la inteligencia emocional y la salud mental. Un estudio de 2017 publicado en el Journal of Clinical Psychology concluyó que las personas con una alta inteligencia emocional tienen más probabilidades de gestionar eficazmente el estrés y son menos susceptibles a la ansiedad y la depresión. La conciencia emocional se puede desarrollar mediante prácticas de atención plena, un diario y terapia, lo que permite a las personas comprender mejor sus desencadenantes y respuestas emocionales.

Además, la inteligencia emocional se extiende a las relaciones. Las personas emocionalmente inteligentes pueden empatizar con los demás, comunicarse de manera eficaz y resolver conflictos de maneras que fortalezcan las conexiones. Estas capacidades contribuyen a tener relaciones más saludables y satisfactorias, que son fundamentales para el bienestar mental.

## Conclusión

Para construir una base para el bienestar mental es necesario prestar atención a diversos aspectos de la vida, desde mantener un estilo de vida equilibrado hasta garantizar un sueño, una nutrición y una actividad física adecuados. Una red social sólida proporciona apoyo emocional, mientras que el cultivo de la inteligencia emocional mejora la autoconciencia y la resiliencia. El bienestar mental es un proceso dinámico que requiere una atención constante tanto al cuerpo como a la mente. Al fomentar estos elementos fundamentales, las personas pueden crear un marco resiliente para la salud mental que respalde el bienestar a largo plazo y el crecimiento personal.

## Capítulo 3: Atención plena y claridad mental

En un mundo lleno de distracciones y estimulación constante, alcanzar la claridad mental puede parecer difícil de alcanzar. Una de las herramientas más poderosas para cultivar la claridad mental es la atención plena, una práctica que ha ganado un amplio reconocimiento por su profundo impacto en la salud mental. La atención plena implica centrar la atención en el momento presente con apertura y aceptación, lo que permite a las personas desarrollar una conciencia más profunda de sus pensamientos, sentimientos y entorno. Este capítulo explora los fundamentos de la atención plena, sus beneficios para la salud mental, técnicas prácticas para permanecer presente y cómo incorporar la atención plena en las rutinas diarias.

### Introducción a la atención plena y sus beneficios

La atención plena, en esencia, es la práctica de estar completamente presente en el momento sin juzgar. Anima a las personas a centrar su atención en el aquí y ahora, en lugar de rumiar sobre el pasado o preocuparse por el futuro. Los orígenes de la atención plena tienen sus raíces en las antiguas filosofías orientales, en particular el budismo, pero desde entonces se ha adaptado a prácticas seculares que se utilizan en la psicología y la atención sanitaria modernas.

Uno de los principales beneficios de la atención plena es su capacidad para promover la claridad mental. Al centrarse en el presente, las personas pueden reducir el desorden mental, mejorar su capacidad de concentración y comprender mejor sus patrones de pensamiento habituales. Como escribe el psicólogo Jon Kabat-Zinn, fundador de Mindfulness-Based Stress Reduction (MBSR), "La atención plena significa prestar atención de una manera particular: a propósito, en el momento presente y sin juzgar" (Kabat-Zinn, 1994). Esta conciencia sin juzgar permite a las personas observar sus pensamientos y emociones sin sentirse abrumadas por ellos, creando un espacio para la calma y la claridad.

Además de la claridad mental, se ha demostrado que la atención plena reduce el estrés y la ansiedad, mejora la regulación emocional y mejora el bienestar general. Un metaanálisis realizado por Khoury et al. (2015) concluyó que las intervenciones basadas en la atención plena, como la MBSR y la terapia cognitiva basada en la atención plena (MBCT), son muy eficaces para reducir los síntomas de ansiedad, depresión y estrés en diversas poblaciones. Además, la práctica de la atención plena se ha relacionado con una mayor resiliencia emocional y una mayor sensación de satisfacción con la vida (Brown y Ryan, 2003).

**Técnicas para mantenerse presente y concentrado**

Mantenerse presente en un mundo lleno de distracciones requiere un esfuerzo deliberado. Las técnicas de atención plena proporcionan herramientas prácticas para cultivar la conciencia del momento presente, ayudando a las personas a recuperar la concentración cuando sus mentes divagaban. A continuación, se presentan varias técnicas de atención plena fundamentales para mantenerse presente y concentrado:

1. Respiración consciente
Una de las prácticas de atención plena más sencillas y accesibles es la respiración consciente. Esta técnica implica concentrarse en la respiración mientras fluye dentro y fuera del cuerpo, utilizándola como ancla para volver al momento presente. La respiración consciente se puede practicar en cualquier lugar y en cualquier momento, lo que la convierte en una forma eficaz de centrar la mente durante los momentos estresantes.

Las investigaciones han demostrado que la respiración consciente puede reducir el estrés y mejorar el funcionamiento cognitivo. Un estudio publicado en el Journal of Neuroscience (Zeidan et al., 2010) descubrió que tan solo cuatro días de entrenamiento de atención plena centrado en la conciencia de la respiración mejoraron significativamente la atención y la memoria de trabajo de los participantes. Esta sencilla práctica puede ayudar a las personas a mantenerse concentradas en el presente y evitar que sus mentes se vean abrumadas por las distracciones.

2. Meditación de escaneo corporal
La meditación de exploración corporal es una técnica de atención plena que implica dirigir sistemáticamente la atención a diferentes partes del cuerpo. El objetivo es observar cualquier sensación física, tensión o malestar sin intentar cambiarlos ni juzgarlos. Esta práctica anima a las personas a conectarse con sus cuerpos y desarrollar una conciencia más profunda de cómo el estrés o las emociones pueden manifestarse físicamente.

La técnica de escaneo corporal es particularmente eficaz para reducir el estrés y mejorar la relajación. En un estudio realizado por Grossman et al. (2004), los participantes que realizaron una meditación de escaneo corporal como parte de un programa MBSR informaron reducciones significativas del estrés y la ansiedad. Al permanecer presentes con las sensaciones corporales, las personas pueden cultivar una mayor conciencia física y mental.

3. Observación consciente
La observación consciente implica tomarse el tiempo para observar detalles del entorno o de un objeto específico con total atención. Esta práctica alienta a las personas a reducir el ritmo y a involucrar sus sentidos en el momento presente. Ya sea observando la naturaleza, escuchando música o simplemente concentrándose en un objeto como una taza de té, la observación consciente ayuda a calmar la mente y mejorar la concentración.

Un estudio de caso publicado en The Journal of Positive Psychology (Howell et al., 2011) concluyó que los participantes que practicaban la observación consciente de entornos naturales manifestaban un mayor bienestar y una sensación de conexión con su entorno. Al practicar la observación consciente, las personas pueden cultivar una mentalidad más centrada y apreciativa.

4. Meditación de bondad amorosa
La meditación de amor y bondad (LKM) es una práctica de atención plena centrada en generar sentimientos de compasión y bondad hacia uno mismo y hacia los demás. Esta técnica implica repetir en silencio frases de buena voluntad, como "Que pueda ser feliz, que pueda tener salud, que pueda vivir con tranquilidad", y luego

extender esos deseos a los seres queridos, conocidos e incluso a las personas difíciles.

Se ha demostrado que la meditación LKM aumenta las emociones positivas, reduce las emociones negativas y mejora las relaciones. Un estudio de Fredrickson et al. (2008) descubrió que las personas que practicaban la meditación de la bondad amorosa experimentaron un aumento significativo de las emociones positivas y la satisfacción vital. Al incorporar la meditación LKM a la práctica diaria de la atención plena, las personas pueden desarrollar un mayor sentido de claridad emocional y compasión.

**Ejercicios prácticos para reducir el estrés y la ansiedad**

La atención plena es especialmente eficaz para reducir el estrés y la ansiedad, dos problemas de salud mental habituales en el acelerado mundo actual. A continuación, se indican varios ejercicios prácticos de atención plena que se pueden integrar en la vida diaria para aliviar el estrés y la ansiedad:

1. Ejercicio de puesta a tierra 5-4-3-2-1
Este ejercicio de conexión a tierra ayuda a las personas a controlar la ansiedad al concentrarse en su entorno inmediato. Implica identificar cinco cosas que se pueden ver, cuatro cosas que se pueden tocar, tres cosas que se pueden oír, dos cosas que se pueden oler y una cosa que se puede saborear. Esta técnica involucra los sentidos y desvía la atención de los pensamientos ansiosos, devolviendo a la persona al momento presente.

2. Relajación muscular progresiva (PMR)

La relajación muscular progresiva consiste en tensar y luego relajar diferentes grupos musculares del cuerpo, comenzando por los dedos de los pies y avanzando hacia arriba. Esta técnica es eficaz para reducir la tensión física asociada con el estrés y la ansiedad. Al centrarse en el proceso de relajación, las personas pueden calmar tanto el cuerpo como la mente.

3. Visualización
La visualización es una técnica de atención plena que consiste en imaginar una escena tranquila o relajante con gran detalle. Ya sea una playa serena, un bosque tranquilo o un lugar personal de consuelo, la visualización ayuda a reducir el estrés al crear un escape mental de los pensamientos que provocan ansiedad. Una investigación publicada en el Journal of Mental Imagery (Holmes et al., 2009) respalda el uso de la visualización como una herramienta eficaz para controlar el estrés.

**Incorporando la atención plena a las rutinas diarias**

Una de las ventajas de la atención plena es su adaptabilidad: se puede practicar en cualquier momento y en cualquier lugar. Incorporar la atención plena a las rutinas diarias ayuda a mantener los beneficios de la práctica a largo plazo. A continuación, se indican algunas formas sencillas de integrar la atención plena en la vida cotidiana:

1. Alimentación consciente
Comer con atención plena implica prestar atención plena a la experiencia de comer: saborear cada bocado, notar la textura, el sabor y el olor de la comida y masticar lentamente. Esta práctica alienta a las

personas a comer con calma y a apreciar sus comidas, lo que promueve una mejor digestión y una relación más consciente con la comida.

2. Caminar con atención plena
La meditación caminando o caminar conscientemente implica tomar conciencia del acto de caminar, prestando atención a cada paso, al movimiento del cuerpo y a las sensaciones en los pies. Esta práctica se puede realizar mientras se camina al trabajo, en la naturaleza o incluso por la casa, lo que proporciona un momento de calma en medio de un día ajetreado.

3. Pausas de atención plena
Tomar breves descansos de atención plena a lo largo del día puede ayudar a refrescar la mente y reducir el estrés. Ya sea un ejercicio de respiración de cinco minutos, un rápido análisis corporal o un breve momento de observación consciente, estos descansos crean oportunidades para restablecer la concentración y ganar claridad mental.

## Conclusión

La atención plena ofrece un camino poderoso para lograr claridad mental, reducir el estrés y mejorar el bienestar emocional. Al incorporar técnicas de atención plena en las rutinas diarias, las personas pueden desarrollar una mayor conciencia de sus pensamientos y emociones, mejorar la concentración y manejar el estrés de manera más eficaz. Ya sea a través de la respiración consciente, la meditación de escaneo corporal o las prácticas de bondad amorosa, la atención plena proporciona una forma práctica y accesible de cultivar el bienestar mental en un mundo cada vez más caótico. Al permanecer presentes, concentrados y sin juzgar, las personas pueden fomentar la claridad y la paz en sus mentes y vidas.

## Capítulo 4: Estrategias cognitivo-conductuales

La terapia cognitivo-conductual (TCC) se ha convertido en uno de los enfoques más investigados y eficaces para el manejo de los problemas de salud mental, en particular la ansiedad y la depresión. Basada en la conexión entre pensamientos, emociones y conductas, la TCC ofrece a las personas herramientas para reconocer y cambiar patrones de pensamiento nocivos que contribuyen al malestar emocional. Este capítulo explora los principios básicos de la TCC, las técnicas para identificar y desafiar los pensamientos negativos, los métodos para reformular las creencias y las estrategias específicas para el manejo de la ansiedad y la depresión.

### Comprender los principios de la terapia cognitivo conductual (TCC)

La terapia cognitivo-conductual se basa en la premisa de que nuestros pensamientos influyen en nuestras emociones y conductas. Desarrollada por Aaron Beck en la década de 1960, la TCC sostiene que los problemas de salud mental como la depresión y la ansiedad a menudo se derivan de patrones de pensamiento negativos y comportamientos inútiles que perpetúan la angustia emocional. Beck (1976) teorizó que las distorsiones cognitivas (patrones de pensamiento automáticos e irracionales) son impulsores clave de los problemas de salud mental. Estas distorsiones a menudo llevan a las personas a interpretar los eventos de manera negativa, incluso cuando las perspectivas alternativas son más precisas.

El principio fundamental de la TCC es el triángulo cognitivo, que describe la interconexión de pensamientos, sentimientos y conductas. En este modelo, los pensamientos negativos (p. ej., "soy un fracaso") conducen a emociones negativas (p. ej., tristeza, ansiedad), que a su vez conducen a conductas desadaptativas (p. ej., evasión de responsabilidades). La TCC tiene como objetivo romper este ciclo ayudando a las personas a reconocer y modificar los pensamientos negativos, lo que puede conducir a respuestas y conductas emocionales más saludables.

La TCC se basa en evidencias y ha demostrado ser muy eficaz en el tratamiento de una variedad de trastornos de salud mental, como la ansiedad, la depresión, el trastorno de estrés postraumático (TEPT) y los trastornos alimentarios. Según un metaanálisis de 2016 realizado por Cuijpers et al., la TCC es tan eficaz (y en algunos casos más) que los medicamentos antidepresivos para tratar la depresión leve a moderada.

## Cómo identificar y desafiar los patrones de pensamiento negativos

Identificar los patrones de pensamiento negativos es el primer paso para cambiarlos. Estos pensamientos automáticos suelen aparecer tan rápidamente que pasan desapercibidos, pero tienen un profundo impacto en el bienestar emocional. Las distorsiones cognitivas, como el "pensamiento de todo o nada", el "catastrofismo" o la "generalización excesiva", son comunes en las personas que sufren ansiedad o depresión.

- Pensar en términos de todo o nada implica ver las situaciones en términos de blanco y negro (por ejemplo, "Si no tengo éxito a la perfección, soy un completo fracaso").
- El catastrofismo ocurre cuando las personas esperan el peor resultado posible (por ejemplo, "Si cometo un error, perderé mi trabajo").
- La generalización excesiva consiste en sacar conclusiones generales de un único acontecimiento (por ejemplo, "No me fue bien en este proyecto, así que nunca tendré éxito en nada").

La terapia cognitivo conductual ayuda a las personas a identificar estas distorsiones a través de un proceso llamado "reestructuración cognitiva". Este proceso implica plantear preguntas críticas para comprobar la veracidad de los pensamientos negativos. Por ejemplo, una persona podría preguntarse: "¿Existen pruebas que respalden este pensamiento? ¿Hay otras explicaciones que estoy pasando por alto?". Al cuestionar la validez de estos pensamientos, las personas pueden comenzar a reemplazarlos por perspectivas más equilibradas y racionales.

La tríada cognitiva de Beck, en particular en el contexto de la depresión, destaca cómo los pensamientos negativos sobre uno mismo, el mundo y el futuro pueden crear un ciclo de desesperanza. La clave para romper este ciclo es tomar conciencia de estos pensamientos y reformularlos.

**Reformular pensamientos y creencias para la resiliencia mental**

El reencuadre es un componente central de la TCC, que permite a las personas cambiar su perspectiva sobre situaciones difíciles. En lugar de sucumbir a los pensamientos automáticos negativos, la TCC fomenta la práctica del reencuadre cognitivo, o cambiar la forma en que uno ve un evento desafiante. Este proceso no ignora ni invalida las experiencias difíciles, sino que busca reinterpretarlas de una manera que fomente la resiliencia emocional.

Por ejemplo, una persona que haya reprobado un examen podría pensar inicialmente: "Soy un fracasado y nunca tendré éxito en la escuela". La terapia cognitivo conductual la animaría a replantear este pensamiento considerando explicaciones alternativas: "Esta vez no me fue tan bien como quería, pero aprendí lo que necesito mejorar y la próxima vez puedo estudiar de otra manera". Este cambio de pensamiento puede reducir los sentimientos de impotencia y promover un enfoque más proactivo ante los desafíos.

Las investigaciones respaldan la eficacia de la reestructuración cognitiva para mejorar la salud mental. Un estudio publicado en *Behaviour Research and Therapy* (2010) concluyó que la reestructuración cognitiva redujo significativamente los síntomas de ansiedad y depresión en los participantes que practicaron estas técnicas durante varias semanas. La reestructuración de los pensamientos negativos no consiste en forzar la positividad, sino en crear perspectivas más precisas y equilibradas sobre los desafíos de la vida.

Además de reformular los pensamientos, la terapia cognitivo conductual también aborda creencias fundamentales, suposiciones profundamente arraigadas sobre uno mismo, los demás y el mundo. Estas creencias, como "No soy digno de ser amado" o "El mundo es un lugar peligroso", a menudo determinan cómo las personas interpretan sus experiencias. Al identificar y cuestionar estas creencias fundamentales, las personas pueden cambiar sus respuestas emocionales y desarrollar una mayor resiliencia mental.

## Técnicas para controlar la ansiedad y la depresión

La terapia cognitivo conductual ofrece una variedad de técnicas prácticas para controlar la ansiedad y la depresión. Estas técnicas se centran en modificar los patrones de pensamiento y las conductas perjudiciales que contribuyen al malestar emocional.

1. Activación conductual para la depresión
La activación conductual es una técnica fundamental en la terapia cognitivo conductual para tratar la depresión. La depresión suele conducir a un ciclo de evitación: las personas se retiran de actividades que antes disfrutaban o evitan responsabilidades debido a sentimientos de desesperanza. La activación conductual alienta a las personas a participar en actividades significativas, incluso cuando no se sienten motivadas, como una forma de romper el ciclo de inactividad.

Las investigaciones demuestran que la activación conductual puede reducir significativamente los síntomas de la depresión. Un estudio publicado en The Lancet (2017) concluyó que la activación conductual era tan eficaz como las formas más complejas de terapia para tratar la depresión. Al alentar a las personas a participar en actividades que se alinean con sus valores e intereses, la activación conductual ayuda a recuperar un sentido de propósito y placer.

2. Registros de pensamientos para la ansiedad
Los registros de pensamientos son una herramienta clave para controlar la ansiedad en la TCC. Un registro de pensamientos implica escribir los pensamientos que generan ansiedad, identificar las distorsiones cognitivas y luego cuestionarlos considerando perspectivas o evidencias alternativas. Este proceso ayuda a las personas a distanciarse de sus pensamientos ansiosos y a reducir su intensidad emocional.

Por ejemplo, una persona con ansiedad social podría escribir un pensamiento como: "Todos me juzgarán si hablo en esta reunión". Al completar un registro de pensamientos, podría cuestionar esta suposición preguntándose: "¿Qué evidencia tengo de que todos me juzgarán? ¿Me han juzgado con dureza alguna vez en una situación similar?". Al examinar el pensamiento de manera crítica, la persona puede reducir su ansiedad y ganar confianza para enfrentar situaciones sociales.

3. Terapia de exposición para fobias y ansiedad
La terapia de exposición es una técnica de TCC que se utiliza para tratar fobias, trastornos de pánico y otros trastornos relacionados con la ansiedad. Consiste en exponer gradualmente a las personas a las situaciones u objetos que temen, lo que les permite afrontar su ansiedad de forma controlada. Con el tiempo, la exposición repetida reduce la respuesta al miedo, lo que ayuda a las personas a desarrollar resiliencia.

Un estudio de caso de Cognitive and Behavioral Practice (2018) demostró la eficacia de la terapia de exposición en el tratamiento del trastorno de ansiedad social. El paciente aumentó gradualmente su exposición a situaciones sociales, comenzando con reuniones pequeñas y avanzando hasta grupos más grandes. Al enfrentar constantemente su miedo, pudo reducir su ansiedad y mejorar su funcionamiento social.

4. Técnicas de relajación para el manejo de la ansiedad
Además de las estrategias cognitivas, la TCC suele incorporar técnicas de relajación para ayudar a las personas a controlar la ansiedad. Técnicas como la respiración profunda, la relajación muscular progresiva y la imaginación guiada ayudan a reducir los síntomas físicos de la ansiedad y promueven la relajación.

Un estudio publicado en *Applied Psychophysiology and Biofeedback* (2015) descubrió que los ejercicios de respiración profunda reducían significativamente los niveles de ansiedad en personas con trastorno de ansiedad generalizada. Al practicar técnicas de relajación, las personas pueden calmar su sistema nervioso y crear espacio para un pensamiento más racional.

## Conclusión

La terapia cognitivo-conductual ofrece un marco integral para comprender y gestionar los patrones de pensamiento, las emociones y los comportamientos negativos. Al aprender a identificar y desafiar las distorsiones cognitivas, las personas pueden desarrollar formas de pensar más saludables, desarrollar resiliencia emocional y gestionar eficazmente afecciones como la ansiedad y la depresión. Las técnicas prácticas de la TCC, como la activación conductual, los registros de pensamientos y la terapia de exposición, proporcionan herramientas tangibles que permiten a las personas tomar el control de su salud mental. A través de la práctica constante, estas estrategias pueden conducir a mejoras duraderas en el bienestar emocional y la satisfacción general con la vida.

## Capítulo 5: El papel de la terapia y el apoyo profesional

La terapia y el apoyo profesional desempeñan un papel crucial en la atención de la salud mental. Si bien las estrategias de autoayuda, como la atención plena o las técnicas cognitivo-conductuales, pueden proporcionar herramientas valiosas para gestionar los factores estresantes cotidianos, muchas personas se benefician de la orientación de un profesional capacitado. La terapia puede abordar una amplia gama de problemas de salud mental, desde la ansiedad y la depresión hasta el trauma y el duelo, y ofrece métodos estructurados de afrontamiento y curación. Este capítulo explora los diferentes tipos de terapia disponibles, cómo encontrar el terapeuta adecuado, el papel de la medicación en el tratamiento y cuándo se hace necesaria la intervención profesional.

### Diferentes tipos de terapia

La terapia de salud mental abarca una variedad de enfoques adaptados a diferentes necesidades y condiciones. Las terapias más comúnmente practicadas incluyen la terapia de conversación, la terapia cognitivo-conductual (TCC), la desensibilización y reprocesamiento por movimientos oculares (EMDR) y la terapia psicodinámica, cada una de las cuales ofrece beneficios diferentes.

1. Terapia de conversación (psicoterapia)
La terapia de conversación, también conocida como psicoterapia, es una de las formas más reconocidas de tratamiento de la salud mental. Implica hablar sobre los problemas emocionales con un terapeuta autorizado en

un entorno seguro y confidencial. La psicoterapia es particularmente útil para las personas que enfrentan factores estresantes de la vida, problemas de relación y dificultades emocionales.

Según la Asociación Estadounidense de Psicología (APA), la terapia de conversación permite a las personas explorar sus pensamientos, emociones y conductas con el objetivo de mejorar su salud mental. A menudo se utiliza en combinación con otras técnicas terapéuticas para abordar una amplia gama de problemas, como la depresión, la ansiedad y el trauma. Un estudio de 2013 publicado en *Psychological Science* por Cuijpers et al. descubrió que la psicoterapia es tan eficaz como la medicación para tratar la depresión moderada a grave, en particular cuando se combina con otros enfoques terapéuticos.

2. Terapia cognitivo conductual (TCC)
La terapia cognitivo-conductual (TCC) es un enfoque basado en evidencia que se centra en cambiar los patrones de pensamiento y las conductas negativas. Como se analizó en el capítulo anterior, la TCC se basa en el principio de que el pensamiento distorsionado conduce a la angustia emocional y a conductas inútiles. A través de ejercicios estructurados, los clientes aprenden a identificar, cuestionar y reformular estos pensamientos para mejorar su salud mental.

La TCC es muy eficaz para tratar trastornos como la ansiedad, la depresión y el trastorno de estrés postraumático (TEPT). En un metaanálisis de 2012 publicado en *World Psychiatry*, Hofmann et al. descubrieron que la TCC reduce significativamente los síntomas de ansiedad y depresión en diversas poblaciones. La TCC suele ser a corto plazo, lo que la convierte en una opción atractiva para las personas que buscan soluciones prácticas en un período de tiempo limitado.

3. Desensibilización y reprocesamiento mediante movimientos oculares (EMDR)
La desensibilización y reprocesamiento mediante movimientos oculares (EMDR) es una forma relativamente nueva de terapia que se utiliza principalmente para tratar el trauma y el trastorno de estrés postraumático (TEPT). Desarrollada por Francine Shapiro en la década de 1980, la EMDR consiste en que los pacientes recuerden recuerdos angustiantes mientras siguen con la mirada el dedo del terapeuta u otro estímulo. Se cree que este proceso ayuda a reprocesar los recuerdos traumáticos de una manera que reduce su intensidad emocional.

La EMDR ha ganado un apoyo significativo como tratamiento eficaz para el trauma. Un estudio de 2018 publicado en el Journal of Traumatic Stress descubrió que la EMDR reducía los síntomas de TEPT en sobrevivientes de agresión sexual, y muchos participantes experimentaron una mejora significativa después de solo unas pocas sesiones. A diferencia de la terapia de conversación tradicional, la EMDR no requiere que los clientes hablen sobre su trauma en detalle, lo que puede ser particularmente beneficioso para las personas a quienes les resulta difícil verbalizar sus experiencias.

4. Terapia psicodinámica
La terapia psicodinámica tiene sus raíces en la teoría freudiana y se centra en explorar los procesos

inconscientes y cómo influyen en el comportamiento actual. Este enfoque busca descubrir conflictos no resueltos del pasado que pueden estar afectando la salud mental actual. La terapia psicodinámica se utiliza a menudo para problemas emocionales a largo plazo, como la depresión crónica, la ansiedad o los problemas de relación.

Si bien la terapia psicodinámica tiende a ser más duradera que la terapia cognitivo conductual o la EMDR, las investigaciones respaldan su eficacia para las personas que buscan una exploración emocional más profunda. Un estudio de 2010 publicado en The American Journal of Psychiatry concluyó que la terapia psicodinámica era eficaz para tratar una variedad de trastornos de salud mental y que las mejoras continuaban mucho después de finalizar el tratamiento.

## Cómo encontrar el terapeuta adecuado para sus necesidades

Encontrar al terapeuta adecuado puede resultar abrumador, pero es esencial encontrar a alguien que satisfaga sus necesidades específicas. La relación terapéutica es un factor clave en la eficacia de la terapia, y las investigaciones han demostrado que la calidad de la relación entre el cliente y el terapeuta afecta significativamente los resultados (Norcross y Wampold, 2011).

A continuación, se presentan algunos factores a tener en cuenta al buscar el terapeuta adecuado:

1. Especialización

Los distintos terapeutas se especializan en distintas áreas de la salud mental. Si estás lidiando con un trauma, por ejemplo, es fundamental encontrar un terapeuta con experiencia en tratamientos centrados en el trauma, como la EMDR o la TCC basada en el trauma. Del mismo modo, si estás lidiando con la ansiedad o el trastorno obsesivo-compulsivo (TOC), un terapeuta capacitado en TCC puede ser más adecuado.

2. Estilo de terapia
Algunas personas pueden preferir un enfoque estructurado y orientado a objetivos como la terapia cognitivo conductual, mientras que otras pueden beneficiarse de la exploración abierta que ofrece la terapia psicodinámica. Es importante tener en cuenta sus preferencias en cuanto al estilo y el ritmo de la terapia.

3. Credenciales
Es fundamental asegurarse de que su terapeuta esté autorizado y tenga las cualificaciones adecuadas. La mayoría de los terapeutas tienen títulos en psicología, asesoramiento o trabajo social y deben estar autorizados por las juntas profesionales pertinentes. También puede buscar certificaciones adicionales en enfoques terapéuticos específicos, como EMDR.

4. Competencia cultural
La competencia cultural se refiere a la capacidad del terapeuta para comprender y respetar los antecedentes culturales, étnicos y sociales de los clientes. Una investigación publicada en *Psychotherapy Research* (2016) por Owen et al. descubrió que la competencia cultural en la terapia mejora los resultados de los

clientes, en particular para las personas de comunidades marginadas o minoritarias.

## Cuándo y cómo considerar la medicación

Si bien la terapia suele ser la primera línea de tratamiento para los problemas de salud mental, hay casos en los que puede ser necesario tomar medicamentos. Los medicamentos pueden aliviar los síntomas graves, como la depresión o la ansiedad debilitantes, lo que permite que las personas participen de manera más eficaz en la terapia. Los antidepresivos, los ansiolíticos y los estabilizadores del estado de ánimo se recetan habitualmente junto con las intervenciones terapéuticas.

Generalmente se considera la medicación cuando:
- Los síntomas son lo suficientemente graves como para interferir con el funcionamiento diario.
- La terapia por sí sola no ha proporcionado alivio suficiente.
- Existe una necesidad de alivio inmediato de los síntomas, como por ejemplo durante una crisis.

Es importante trabajar en estrecha colaboración con un psiquiatra, que puede proporcionar un diagnóstico preciso y recetar la medicación adecuada. A diferencia de los terapeutas, los psiquiatras son médicos especializados en salud mental y tienen la autoridad para recetar medicamentos. La medicación debe considerarse parte de un plan de tratamiento integral, a menudo en combinación con la terapia.

Un estudio de 2016 publicado en *JAMA Psychiatry* por Cipriani et al. descubrió que una combinación de psicoterapia y medicación suele ser el tratamiento más eficaz para la depresión moderada a grave, en particular cuando los síntomas no responden completamente a ninguno de los tratamientos por separado.

## Autoayuda vs. intervención profesional

Las estrategias de autoayuda pueden ser increíblemente útiles para mantener la salud mental, en particular para controlar el estrés, la ansiedad o la depresión leve. A menudo se recomiendan como primeros pasos técnicas como la atención plena, llevar un diario y hacer cambios en el estilo de vida. Sin embargo, hay ocasiones en las que es necesaria la intervención profesional.

A continuación, se muestran algunas señales de que es hora de buscar ayuda profesional:
- Sentimientos persistentes de tristeza, desesperanza o ansiedad.
-Dificultad para gestionar tareas o responsabilidades diarias.
- Pensamientos suicidas o conductas autolesivas.
- Trauma o duelo continuo que interfiere con la vida diaria.
- Dificultad para mantener relaciones o desempeño laboral debido a angustia emocional.

Si bien las estrategias de autoayuda brindan herramientas valiosas, no sustituyen a la terapia cuando se enfrentan problemas de salud mental más graves o crónicos. La terapia ofrece intervenciones estructuradas y basadas en evidencia que los enfoques de autoayuda no siempre pueden brindar.

## Conclusión

La terapia y el apoyo profesional desempeñan un papel fundamental para lograr y mantener el bienestar mental. Con diversas formas de terapia disponibles (como la terapia cognitivo conductual, la terapia EMDR y la terapia psicodinámica), no existe una solución única para todos. Encontrar el terapeuta adecuado requiere una consideración cuidadosa de sus necesidades individuales, preferencias y la gravedad de sus síntomas. En algunos casos, puede ser necesario tomar medicamentos para apoyar el trabajo terapéutico. Al combinar estrategias de autoayuda con orientación profesional, las personas pueden dar pasos significativos hacia la salud mental y la resiliencia a largo plazo.

## PARTE 2: CÓMO MANTENER LA SALUD MENTAL

### Capítulo 6: Mantener la resiliencia mental

Mantener la salud mental no consiste únicamente en responder a las crisis o gestionar el estrés inmediato, sino que implica desarrollar una resiliencia a largo plazo que ayude a las personas a afrontar los desafíos inevitables de la vida. La resiliencia mental, la capacidad de adaptarse a la adversidad, recuperarse de las dificultades y superar las adversidades, es un componente vital del bienestar mental sostenido. Este capítulo se centra en los componentes clave para mantener la resiliencia mental: desarrollar resiliencia emocional, desarrollar mecanismos de afrontamiento del estrés, cultivar la adaptabilidad y la flexibilidad, y crear un plan de salud mental a largo plazo.

### Desarrollar resiliencia emocional para afrontar los desafíos de la vida

La resiliencia emocional se refiere a la capacidad de gestionar y recuperarse de emociones difíciles, como el dolor, el miedo, la ansiedad o la ira, de una manera saludable. Es un factor protector que permite a las personas afrontar los contratiempos y los desafíos sin sentirse agobiadas. Como describió la psicóloga Susan Kobasa (1979) en su investigación sobre la "resistencia", las personas emocionalmente resilientes poseen tres características clave: compromiso, control y desafío. Están comprometidas con sus metas, creen que tienen control sobre sus circunstancias y ven los desafíos como oportunidades de crecimiento en lugar de amenazas.

Para desarrollar la resiliencia emocional se necesita autoconciencia e inteligencia emocional, es decir, la capacidad de comprender y gestionar las propias emociones. Según Daniel Goleman, autor de *Emotional Intelligence: Why It Can Matter More Than IQ* (1995), la inteligencia emocional consta de cinco componentes: autoconciencia, autorregulación, motivación, empatía y habilidades sociales. Cultivar estas habilidades permite a las personas afrontar las dificultades emocionales de forma más eficaz, ya sea para afrontar una pérdida, gestionar el estrés o resolver conflictos interpersonales.

La resiliencia emocional no consiste en suprimir las emociones negativas, sino en aprender a procesarlas y expresarlas de forma saludable. Un estudio de 2015 publicado en *Emotion* por Troy et al. descubrió que las personas que practicaban la aceptación emocional (reconocer y aceptar sus emociones sin juzgarlas) eran más resilientes al estrés y tenían menos probabilidades de sufrir angustia emocional prolongada. Al desarrollar resiliencia emocional, las personas pueden mantener su salud mental frente a la adversidad.

## Desarrollar mecanismos de afrontamiento del estrés

El estrés es una parte inevitable de la vida, pero la forma en que las personas responden al estrés determina su impacto en su salud mental. Los mecanismos de afrontamiento eficaces ayudan a controlar el estrés de una manera que evita que se vuelva abrumador. Estas estrategias de afrontamiento se dividen en dos grandes categorías: afrontamiento centrado en los problemas y afrontamiento centrado en las emociones.

- El afrontamiento centrado en los problemas implica tomar medidas para abordar la causa del estrés. Por ejemplo, si una fecha límite laboral inminente le genera ansiedad, el afrontamiento centrado en los problemas puede implicar crear un plan detallado para completar la tarea o pedir ayuda para gestionar la carga de trabajo.

- El afrontamiento centrado en las emociones consiste en gestionar la respuesta emocional al estrés. Esto puede incluir la práctica de técnicas de relajación, como la atención plena o la respiración profunda, o la búsqueda de apoyo social de amigos o familiares. Un metaanálisis de 2016 publicado en *Psychology & Health* por Aldao et al. descubrió que las estrategias de afrontamiento centradas en las emociones, como la atención plena y la reevaluación cognitiva, eran particularmente eficaces para reducir el estrés y promover el bienestar emocional.

La reducción del estrés basada en la atención plena (MBSR), desarrollada por Jon Kabat-Zinn en la década de 1970, es uno de los métodos más estudiados y eficaces para controlar el estrés. La MBSR enseña a las personas a centrarse en el momento presente, observar sus pensamientos y emociones sin juzgarlos y desarrollar una sensación de calma en medio del estrés. Un estudio de 2019 publicado en *JAMA Internal Medicine* descubrió que los participantes en programas MBSR experimentaron reducciones significativas en la ansiedad, la depresión y el estrés percibido.

Desarrollar un repertorio de mecanismos de afrontamiento garantiza que las personas tengan múltiples estrategias para manejar el estrés en diferentes contextos. Ya sea realizando actividad física, practicando técnicas de relajación o buscando apoyo social, estas estrategias de afrontamiento pueden ayudar a evitar que el estrés erosione la salud mental con el tiempo.

## La importancia de la adaptabilidad y la flexibilidad

Una de las características de la resiliencia mental es la adaptabilidad: la capacidad de adaptarse a circunstancias cambiantes y permanecer mentalmente flexible ante la incertidumbre. La vida es inherentemente impredecible y el pensamiento rígido puede dificultar la capacidad de afrontar desafíos inesperados. Las personas que pueden adaptarse a situaciones nuevas, replantear los contratiempos y permanecer abiertas a nuevas posibilidades están mejor preparadas para mantener su salud mental.

La adaptabilidad está estrechamente vinculada a la flexibilidad psicológica, que implica aceptar pensamientos y sentimientos sin apegarse rígidamente a ellos. Según Steven C. Hayes, fundador de la Terapia de Aceptación y Compromiso (ACT), la flexibilidad psicológica consiste en "estar abierto al momento presente, incluso cuando es difícil, y al mismo tiempo comprometerse con acciones que estén alineadas con los propios valores" (Hayes, 2006). Las investigaciones han demostrado que la flexibilidad psicológica está asociada con niveles más bajos de ansiedad, depresión y estrés.

En un estudio de caso publicado en *Behavior Therapy* (2011), las personas que practicaron la flexibilidad psicológica a través de la ACT demostraron mejoras significativas en el bienestar emocional, incluso cuando se enfrentaron a dolor crónico o factores estresantes a largo plazo. Esta adaptabilidad permite a las personas afrontar el cambio y la incertidumbre sin sentirse paralizadas por el miedo o la ansiedad.

La adaptabilidad no consiste únicamente en reaccionar ante los desafíos, sino en cultivar de manera proactiva una mentalidad que acepte el cambio. El concepto de "mentalidad de crecimiento" de Carol Dweck es relevante en este sentido. En su artículo *Mindset: The New Psychology of Success* (2006), Dweck explica que las personas con una mentalidad de crecimiento ven los desafíos como oportunidades de aprendizaje y desarrollo, en lugar de amenazas que deben evitarse. Esta mentalidad fomenta la resiliencia al alentar a las personas a aceptar el cambio y el crecimiento, incluso en situaciones difíciles.

**Creación de un plan de salud mental a largo plazo**

Mantener la salud mental a largo plazo requiere más que estrategias de afrontamiento a corto plazo: implica crear un plan de salud mental que integre el autocuidado, el desarrollo de la resiliencia y el mantenimiento proactivo de la salud mental. Un plan de salud mental a largo plazo puede ayudar a las personas a mantener los pies sobre la tierra, incluso en momentos de estrés o adversidad.

A continuación, se presentan algunos componentes clave de un plan de salud mental a largo plazo:

1. Autoevaluación periódica

La autoevaluación periódica es fundamental para controlar la salud mental a lo largo del tiempo. Esto puede implicar el uso de herramientas de autorreflexión, llevar un diario o cuestionarios de autoevaluación como el *Cuestionario de salud del paciente-9* (PHQ-9) para la depresión o la escala *Trastorno de ansiedad generalizada-7* (GAD-7) para la ansiedad. Al revisarse periódicamente a sí mismos, las personas pueden identificar señales de advertencia tempranas de problemas de salud mental y tomar medidas preventivas.

2. Priorizar el autocuidado
El autocuidado es la base de la salud mental a largo plazo. Esto implica tomarse tiempo para actividades que promuevan el bienestar, como hacer ejercicio, relajarse, practicar pasatiempos o pasar tiempo con los seres queridos. Según un estudio de 2016 publicado en *BMC Public Health*, las personas que realizan actividades de autocuidado con regularidad manifiestan niveles más altos de satisfacción con la vida y niveles más bajos de ansiedad y depresión.

3. Establecer objetivos realistas
Tener objetivos realistas y alcanzables ayuda a las personas a mantener un sentido de propósito y motivación. Establecer objetivos a corto y largo plazo proporciona una sensación de dirección y logro, que puede amortiguar los sentimientos de estancamiento o impotencia. Los objetivos SMART (específicos, medibles, alcanzables, relevantes y con plazos determinados) son un marco útil para el establecimiento de objetivos en el contexto de la salud mental.

4. Buscar apoyo cuando sea necesario

Nadie puede mantener la salud mental por sí solo. Contar con un sistema de apoyo (ya sean amigos, familiares o profesionales de la salud mental) es esencial para la resiliencia a largo plazo. Saber cuándo buscar ayuda profesional, como terapia o asesoramiento, es fundamental para mantener la salud mental. Un estudio publicado en *Clinical Psychology Review* (2017) por Druss et al. descubrió que las personas que acuden regularmente a terapia o asesoramiento informan de resultados de salud mental significativamente mejores a largo plazo.

5. Adaptación del plan a lo largo del tiempo
Los planes de salud mental no son estáticos, deben adaptarse a medida que cambian las circunstancias de la vida. Ya sea que se trate de una transición a un nuevo trabajo, de afrontar una pérdida personal o de atravesar una crisis de salud, las personas deben reevaluar sus planes de salud mental con regularidad para asegurarse de que satisfagan sus necesidades actuales.

## Conclusión

Mantener la resiliencia mental requiere una combinación de inteligencia emocional, mecanismos de afrontamiento eficaces, adaptabilidad y planificación a largo plazo. Al desarrollar la resiliencia emocional, las personas pueden afrontar los desafíos de la vida sin sentirse abrumadas. Las estrategias de afrontamiento del estrés, incluidas las técnicas de atención plena y resolución de problemas, brindan herramientas para manejar la adversidad. Cultivar la adaptabilidad y la flexibilidad garantiza que las personas permanezcan abiertas al cambio y al crecimiento, mientras que un plan de salud mental a largo plazo proporciona una hoja de ruta para el bienestar sostenido. A través de la práctica intencional y la autoconciencia, la resiliencia mental se puede desarrollar y mantener a lo largo de la vida.

## Capítulo 7: Fomentar las relaciones y el bienestar social

Las relaciones humanas son fundamentales para la salud mental. Nuestras conexiones sociales (ya sea con familiares, amigos, colegas o parejas) pueden nutrir nuestro bienestar emocional o contribuir al estrés mental. Este capítulo explora cómo las relaciones saludables mejoran la salud mental, la importancia de establecer límites para evitar dinámicas tóxicas, estrategias para mejorar la comunicación y la conexión emocional, y formas de lidiar con la soledad y el aislamiento.

## El impacto de las relaciones saludables en la salud mental

La calidad de nuestras relaciones influye significativamente en nuestra salud mental. Numerosos estudios han demostrado que las personas con relaciones sólidas y de apoyo tienen más probabilidades de experimentar una mejor salud mental, una mayor satisfacción vital e incluso una mejor salud física. Un estudio de 2010 publicado en *PLoS Medicine* por Holt-Lunstad et al. descubrió que las relaciones sociales sólidas aumentan la probabilidad de supervivencia en un 50%, lo que subraya el poder de las conexiones positivas para mejorar la vida.

Las relaciones saludables brindan apoyo emocional, validación y un sentido de pertenencia. Permiten que las personas se expresen, compartan sus cargas y reciban aliento en los momentos difíciles. Como sugiere la teoría del apego del psicólogo John Bowlby, las relaciones cercanas y seguras, en particular en los

63

primeros años de vida, sientan las bases para el bienestar emocional y la resiliencia (Bowlby, 1969). Cuando las personas se sienten seguras, tienen más probabilidades de confiar en los demás, sentirse seguras en sus interacciones sociales y tener una mayor tolerancia al estrés.

Sin embargo, las relaciones que no son saludables o se caracterizan por el conflicto, el abandono o la manipulación pueden ser perjudiciales para la salud mental. El conflicto crónico, el abuso emocional y las conductas controladoras en las relaciones pueden provocar sentimientos de baja autoestima, ansiedad y depresión. Según un estudio de Smith et al. (2012) publicado en *Health Psychology*, las personas que mantienen relaciones tóxicas tienen más probabilidades de experimentar estrés crónico, lo que a su vez exacerba afecciones de salud mental como la depresión y la ansiedad.

**Establecer límites y evitar relaciones tóxicas**

Las relaciones saludables prosperan gracias al respeto mutuo, la comunicación clara y la capacidad de establecer y respetar límites. Los límites definen los límites de la conducta aceptable en una relación y garantizan que ambas partes mantengan su autonomía y bienestar emocional. Según el Dr. Henry Cloud y el Dr. John Townsend, autores de *Boundaries: When to Say Yes, How to Say No to Take Control of Your Life* (1992), "los límites son una línea de propiedad personal que marca aquellas cosas de las que somos responsables". Sin límites, las relaciones pueden enredarse, lo que genera sentimientos de resentimiento, frustración y agotamiento.

Por otro lado, las relaciones tóxicas suelen implicar una falta de respeto por los límites. Las dinámicas tóxicas pueden manifestarse de diversas formas, como la manipulación emocional, el abuso verbal, la manipulación psicológica o el comportamiento controlador. Estas relaciones agotan la energía emocional y, a menudo, hacen que las personas se sientan atrapadas o impotentes. Un estudio publicado en *Family Relations* (2014) por Clements et al. descubrió que las personas que mantienen relaciones tóxicas tienen un mayor riesgo de desarrollar problemas de salud mental, como depresión y ansiedad.

Reconocer las señales de una relación tóxica es fundamental para proteger la salud mental. Estas señales pueden incluir:
- Crítica constante o menosprecio
- Manipulación emocional o culpabilización
- Falta de respeto por los límites personales.
- Control sobre la toma de decisiones o independencia
- Sentimientos de pavor o ansiedad al interactuar con la persona.

Establecer límites en este tipo de relaciones puede ser complicado, especialmente cuando la otra persona se resiste o los ignora. Sin embargo, los límites son fundamentales para mantener el bienestar mental. Estos pueden incluir limitar el tiempo que se pasa con la persona, comunicar claramente sus necesidades o, en casos extremos, terminar la relación por completo.

**Cómo mejorar la comunicación y la conexión emocional**

Las relaciones saludables requieren una comunicación eficaz. Los malentendidos, las expectativas no expresadas y los conflictos no resueltos pueden debilitar las conexiones emocionales y generar frustración o resentimiento. Sin embargo, una buena comunicación fomenta la confianza, la comprensión y la intimidad en las relaciones.

Uno de los aspectos fundamentales de una comunicación eficaz es la escucha activa, que implica centrarse plenamente en el interlocutor, evitar las interrupciones y responder con empatía. Las investigaciones de Rogers y Farson (1987) sugieren que la escucha activa promueve mejores conexiones emocionales, ya que demuestra respeto por los sentimientos y las perspectivas de la otra persona. También fomenta el diálogo abierto y honesto, que es esencial para resolver conflictos y fortalecer los vínculos.

La conexión emocional, que va más allá de los intercambios superficiales, es crucial para profundizar las relaciones. Según la Dra. Sue Johnson, creadora de la Terapia Centrada en las Emociones (EFT), la conexión emocional es la piedra angular de las relaciones íntimas. En su libro Hold Me Tight: Seven Conversations for a Lifetime of Love (2008), Johnson sostiene que las parejas conectadas emocionalmente se sienten seguras, comprendidas y valoradas, lo que fomenta un vínculo fuerte que puede soportar conflictos y estrés.

Para mejorar la comunicación y la conexión emocional, considere estas estrategias:
- Practica la empatía: la empatía implica ponerse en el lugar de la otra persona y tratar de comprender sus

sentimientos y perspectivas. Ayuda a fomentar una conexión más profunda y evita malentendidos.
- Utilice declaraciones en primera persona: al expresar sentimientos, utilizar declaraciones en primera persona (por ejemplo, "Me siento molesto cuando...") en lugar de declaraciones acusatorias en primera persona puede ayudar a evitar la actitud defensiva y fomentar un diálogo constructivo.
- Estar presente: dejar de lado las distracciones y estar completamente presente durante las conversaciones. Esto demuestra respeto y mejora la calidad de la interacción.
- Expresar agradecimiento: Expresar regularmente gratitud y aprecio por las contribuciones de su pareja o amigo a la relación. El refuerzo positivo fortalece el vínculo emocional y fomenta la comunicación abierta.

**Cómo afrontar la soledad y el aislamiento**

A pesar de estar más conectados que nunca gracias a la tecnología, la soledad y el aislamiento social se han convertido en preocupaciones cada vez mayores en la sociedad moderna. La soledad no es simplemente la ausencia de contacto social, sino el dolor emocional que surge al sentirse desconectado o incomprendido por los demás. El aislamiento social, por otro lado, se refiere a la falta objetiva de interacciones o relaciones sociales.

La soledad puede tener efectos profundos en la salud mental. Un metaanálisis publicado en Perspectives on Psychological Science (2015) por Holt-Lunstad et al. descubrió que la soledad y el aislamiento social están asociados con un riesgo significativamente mayor de mortalidad prematura, comparable a fumar 15 cigarrillos al día. Además, la soledad se ha vinculado con una mayor probabilidad de desarrollar depresión, ansiedad y deterioro cognitivo.

Para afrontar la soledad se necesitan esfuerzos internos y externos. En el plano interno, las personas deben reconocer y abordar cualquier distorsión cognitiva que pueda contribuir a sus sentimientos de aislamiento. Por ejemplo, pensamientos como "Nadie se preocupa por mí" o "No soy digno de ninguna conexión" pueden exacerbar la soledad. La terapia cognitivo-conductual (TCC) puede ser una herramienta eficaz para desafiar estos patrones de pensamiento negativos y fomentar una visión más realista y positiva de uno mismo y de las relaciones.

En el plano externo, reconectarse con otras personas o ampliar las redes sociales es esencial para combatir la soledad. Esto puede ser un desafío para las personas que han estado aisladas durante mucho tiempo, pero dar pequeños pasos (como unirse a un grupo social, participar en actividades comunitarias o reconectarse con viejos amigos) puede marcar una diferencia significativa. Un estudio publicado en *The Journal of Happiness Studies* (2018) por Lee et al. descubrió que las personas que participaban en actividades sociales, incluso si al principio les resultaban incómodas, experimentaban mejoras significativas en su sentido de pertenencia y bienestar general.

Para las personas que tienen dificultades para establecer nuevas conexiones, la tecnología puede ofrecer un puente hacia la socialización. Los grupos de apoyo en línea, las redes sociales y los encuentros virtuales brindan oportunidades para conectarse con otras personas y compartir experiencias, en particular para quienes pueden tener un acceso limitado a las interacciones en persona.

## Conclusión

Las relaciones saludables son esenciales para mantener la salud mental y el bienestar general. Proporcionan apoyo emocional, seguridad y un sentido de pertenencia. Sin embargo, fomentar las relaciones requiere un esfuerzo intencional, que incluye establecer límites, mejorar la comunicación y profundizar las conexiones emocionales. Es igualmente importante evitar las relaciones tóxicas, que pueden afectar negativamente la salud mental. Para quienes enfrentan la soledad y el aislamiento, tomar medidas proactivas para reconectarse con los demás y desafiar los patrones de pensamiento negativos puede mejorar significativamente el bienestar mental. A través del esfuerzo intencional, el fomento de las relaciones y el mantenimiento del bienestar social, las personas pueden crear una red de apoyo que fomente la salud mental a largo plazo.

## Capítulo 8: El papel del propósito y el significado

La búsqueda de un propósito y un sentido es uno de los aspectos más fundamentales de la vida humana. Tener un sentido de propósito (ya sea que se derive de pasiones personales, trabajo profesional o pasatiempos) puede tener un impacto significativo en la salud mental. Las personas que sienten que sus vidas tienen sentido suelen ser más resilientes, motivadas y satisfechas. Este capítulo explora cómo encontrar un propósito y una pasión, el papel del trabajo y los pasatiempos en el bienestar mental, estrategias para establecer metas alcanzables y el delicado equilibrio entre la ambición y el bienestar.

### Encontrar propósito y pasión en la vida

Encontrar un propósito en la vida es algo muy personal, pero a menudo implica una combinación de autodescubrimiento, introspección y acción. Viktor Frankl, psiquiatra y sobreviviente del Holocausto, introdujo el concepto de "logoterapia", que enfatiza que el significado es el motor principal de la experiencia humana. En su influyente libro El hombre en busca de sentido (1946), Frankl escribió: "La vida nunca se vuelve insoportable por las circunstancias, sino solo por la falta de significado y propósito". Según Frankl, incluso en las condiciones más adversas, encontrar un propósito puede brindar la fuerza para soportar y prosperar.

El propósito puede provenir de diversas fuentes, como la carrera profesional, las relaciones, la creatividad, la participación en la comunidad o el crecimiento personal. A menudo se alinea con valores fundamentales y contribuye a algo más grande que uno mismo. Para algunos, el propósito está vinculado con ayudar a los demás, mientras que para otros puede estar conectado con la expresión artística, la innovación o la exploración intelectual.

Las investigaciones respaldan el vínculo entre un fuerte sentido de propósito y una mejor salud mental. Un estudio de 2016 publicado en *The Journal of Positive Psychology* por Hill et al. descubrió que las personas con un sentido de propósito experimentaban niveles más bajos de ansiedad y depresión, junto con niveles más altos de satisfacción con la vida. El propósito proporciona un marco para afrontar los desafíos de la vida y ayuda a las personas a mantener la motivación y la dirección.

## Cómo el trabajo, los pasatiempos y los intereses afectan la salud mental

El trabajo, los pasatiempos y los intereses son vías importantes para expresar el propósito y mantener el bienestar mental. Estas actividades contribuyen a generar un sentido de identidad y realización personal, y permiten que las personas aprovechen sus fortalezas y pasiones de maneras significativas.

Trabajo y Propósito
El trabajo es una parte importante de la vida de muchas personas y, cuando se alinea con los valores y objetivos personales, puede brindar una fuerte sensación de propósito. Por el contrario, el trabajo que no resulta satisfactorio o que no se alinea con los valores personales puede generar estrés, agotamiento e incluso depresión. Según un estudio de 2019 publicado en

*Occupational Health Psychology*, las personas que encuentran un propósito en su trabajo informan niveles más bajos de estrés relacionado con el trabajo y una mayor satisfacción laboral general (Gonzalez-Mulé et al., 2019).

Para encontrarle sentido al trabajo no es necesario necesariamente tener un puesto de alto nivel o bien remunerado. Puede surgir del impacto de las contribuciones de uno, de las relaciones con los colegas o de la oportunidad de crecer y aprender. Incluso en situaciones laborales que no son las ideales, replantear la mentalidad para centrarse en los aspectos positivos del trabajo (como la resolución de problemas, el trabajo en equipo o el servicio a los demás) puede crear una experiencia más significativa.

Pasatiempos e intereses
Los pasatiempos y los intereses personales también son esenciales para el bienestar mental, ya que brindan una sensación de alegría, relajación y realización fuera del trabajo. Participar en actividades que fomenten la creatividad, la aptitud física o el crecimiento intelectual puede mejorar la salud mental al ofrecer una salida para el estrés y una oportunidad de sumergirse en algo agradable.

Un estudio de 2017 publicado en The Journal of Happiness Studies concluyó que las personas que practicaban pasatiempos de manera regular tenían más probabilidades de experimentar emociones positivas y niveles más bajos de estrés (Seligman et al., 2017). Los pasatiempos brindan una forma de desconectarse de las presiones de la vida cotidiana y fomentan una sensación de fluidez, un estado de compromiso y concentración profundos que promueve la claridad mental y la satisfacción.

Ya sea pintar, hacer jardinería, hacer senderismo, leer o tocar un instrumento, los pasatiempos permiten a las personas conectarse con sus pasiones, explorar nuevas habilidades y mantener una vida equilibrada. La clave es elegir actividades que tengan un significado personal y que proporcionen una sensación de realización.

## Establecer metas alcanzables y encontrar motivación

Establecer metas es una herramienta poderosa para encontrar y mantener un propósito. Tener metas claras y alcanzables proporciona dirección y motivación, ayudando a las personas a trabajar para lograr lo que más les importa. Las investigaciones muestran que establecer metas contribuye a un sentido de propósito y mejora el bienestar mental. En *Drive: The Surprising Truth About What Motivates Us* (2009), Daniel Pink sostiene que el propósito, junto con la autonomía y el dominio, es uno de los impulsores clave de la motivación y la satisfacción a largo plazo.

Objetivos SMART
Establecer metas específicas, medibles, alcanzables, relevantes y con un límite de tiempo (SMART, por sus siglas en inglés) garantiza que sean realistas y alcanzables. Las metas específicas ayudan a aclarar lo que se pretende lograr, mientras que las metas medibles permiten hacer un seguimiento del progreso. Las metas alcanzables garantizan que se prepare para el éxito, evitando la frustración por expectativas poco realistas. La relevancia mantiene la meta alineada con

sus valores y su propósito general, y las metas con un límite de tiempo crean una sensación de urgencia y concentración.

Por ejemplo, en lugar de establecer un objetivo vago como "Quiero estar más sano", un objetivo SMART podría ser "Haré ejercicio durante 30 minutos, tres veces por semana durante los próximos dos meses". Esta estructura hace que el objetivo sea más viable y proporciona un camino claro hacia el éxito.

Motivación intrínseca vs. motivación extrínseca
La motivación puede ser intrínseca (motivada por la satisfacción y el disfrute personal) o extrínseca (motivada por recompensas externas o reconocimiento). Las investigaciones sugieren que la motivación intrínseca es más sostenible y satisfactoria a largo plazo. En un estudio de 2011 publicado en *Psychological Bulletin*, Deci y Ryan descubrieron que las personas que perseguían objetivos alineados con motivaciones intrínsecas (como el crecimiento personal, las relaciones o la participación en la comunidad) experimentaban un mayor bienestar en comparación con quienes se centraban en motivaciones extrínsecas como el dinero o la fama.

Encontrar la motivación a menudo requiere conectar los objetivos con un sentido más profundo de propósito. Si los objetivos de una persona se alinean con sus valores y pasiones fundamentales, es más probable que se mantenga motivada y comprometida, incluso frente a los desafíos.

**Equilibrar la ambición con el bienestar**

La ambición puede ser una fuerza impulsora que impulse a las personas hacia el éxito y el crecimiento personal, pero también puede provocar agotamiento si no se gestiona con cuidado. Esforzarse por alcanzar la excelencia es admirable, pero es esencial equilibrar la ambición con el cuidado personal y el bienestar. La ambición descontrolada, en particular cuando está impulsada por presiones externas o el perfeccionismo, puede generar estrés, ansiedad y agotamiento.

La trampa del perfeccionismo
El perfeccionismo es una trampa común para las personas muy ambiciosas. Si bien aspirar a estándares altos no es inherentemente negativo, el perfeccionismo a menudo conduce a la autocrítica, el miedo al fracaso y el estrés crónico. Según un estudio de 2018 publicado en *The Lancet Psychiatry*, el perfeccionismo está asociado con un mayor riesgo de ansiedad y depresión, particularmente en entornos de alto rendimiento (Curran y Hill, 2018).

Para equilibrar la ambición y el bienestar es necesario establecer expectativas realistas, reconocer límites y practicar la autocompasión. Brené Brown, en su libro The Gifts of Imperfection (2010), destaca la importancia de aceptar la vulnerabilidad y la imperfección como parte de la experiencia humana. "Asumir nuestra historia y amarnos a nosotros mismos durante ese proceso es lo más valiente que podemos hacer", escribe Brown, animando a las personas a priorizar el bienestar por encima de ideales inalcanzables.

Equilibrio entre vida laboral y personal
El equilibrio entre el trabajo y la vida personal es esencial para mantener la ambición y la salud mental.

La búsqueda del éxito profesional no debe ir en detrimento del bienestar personal ni de las relaciones personales. Un estudio de 2014 publicado en The Journal of Occupational Health Psychology concluyó que las personas que mantenían un equilibrio saludable entre el trabajo y la vida personal mostraban una mayor satisfacción laboral y niveles más bajos de estrés (Greenhaus y Allen, 2014).

Establecer límites en el trabajo, como limitar las horas extra, tomar descansos regulares y reservar tiempo para pasatiempos y actividades sociales, ayuda a prevenir el agotamiento. Es importante reconocer que el éxito no se define únicamente por los logros profesionales, sino también por mantener una vida personal satisfactoria.

## Conclusión

El propósito y el significado son fundamentales para el bienestar mental, ya que brindan orientación, motivación y una sensación de plenitud. Ya sea a través del trabajo, los pasatiempos o las relaciones personales, participar en actividades que se alinean con los valores de uno fomenta la resiliencia y la satisfacción con la vida. Establecer metas alcanzables, encontrar la motivación intrínseca y equilibrar la ambición con el cuidado personal son estrategias esenciales para mantener la salud mental. Al cultivar el propósito y el significado de la vida, las personas pueden crear una base sólida para el bienestar a largo plazo y el crecimiento personal.

## Capítulo 9: Manejo de la salud mental a lo largo del tiempo

La salud mental no es estática, sino que evoluciona a medida que atravesamos distintas etapas de la vida, desafíos y transiciones. Para mantener el bienestar a lo largo del tiempo, es esencial estar atento a los primeros signos de deterioro de la salud mental, adaptar las rutinas de autocuidado a medida que cambian las circunstancias, gestionar los contratiempos de manera eficaz y comprometerse con el aprendizaje y el crecimiento permanentes en las prácticas de salud mental. Este capítulo explora estos elementos clave para el manejo de la salud mental a lo largo de la vida.

### Reconocer y abordar las señales de alerta temprana del deterioro de la salud mental

Uno de los aspectos más importantes para mantener la salud mental a lo largo del tiempo es aprender a reconocer las señales de advertencia tempranas de deterioro. Los problemas de salud mental suelen desarrollarse de forma gradual y es posible que las personas no noten de inmediato cambios sutiles en el estado de ánimo, la energía o el comportamiento. Sin embargo, identificar estos cambios de forma temprana puede prevenir crisis de salud mental más graves.

Las señales de alerta temprana más comunes incluyen:
- Cambios de humor: La tristeza persistente, la irritabilidad o los cambios de humor pueden ser indicio de problemas subyacentes como depresión o ansiedad. Según el *Manual diagnóstico y estadístico de los trastornos mentales* (DSM-5), los trastornos del estado de ánimo suelen ser uno de los primeros indicadores de

trastornos de salud mental como el trastorno depresivo mayor o el trastorno bipolar.

- Dificultad para concentrarse o tomar decisiones: los síntomas cognitivos, como la dificultad para concentrarse o tomar decisiones, son comunes tanto en la ansiedad como en la depresión. Un estudio de 2010 publicado en *The Journal of Affective Disorders* descubrió que las personas con depresión a menudo experimentan un deterioro cognitivo significativo, lo que afecta su capacidad para funcionar de manera eficaz.

- Aislamiento de las actividades sociales: evitar las interacciones sociales o perder el interés en pasatiempos y relaciones puede ser un signo temprano de deterioro de la salud mental. El aislamiento social es un sello distintivo de la depresión y suele ir acompañado de sentimientos de aislamiento o desesperanza.

- Cambios en el sueño o el apetito: las alteraciones en los patrones de sueño (ya sea insomnio o dormir demasiado) y los cambios en el apetito (ya sea comer en exceso o perder el apetito) también pueden indicar problemas de salud mental. Estos síntomas suelen ser marcadores tempranos de trastornos del estado de ánimo, según el Instituto Nacional de Salud Mental (NIMH).

Una vez que se reconocen estos primeros signos, es importante abordarlos de manera proactiva. Esto puede implicar buscar terapia, realizar prácticas de cuidado personal o hablar con un amigo o familiar de confianza. La intervención temprana puede ayudar a prevenir que los síntomas empeoren y apoyar el mantenimiento del bienestar mental a lo largo del tiempo.

## Adaptar las rutinas de autocuidado a medida que cambian las circunstancias de la vida

A medida que cambian las circunstancias de la vida, también deben cambiar las rutinas de cuidado personal. Lo que funcionó en una etapa de la vida puede no ser suficiente o relevante cuando surgen nuevos desafíos. Por ejemplo, un joven profesional que busca equilibrar el estrés laboral puede descubrir que su rutina de cuidado personal debe evolucionar a medida que hace la transición hacia la paternidad, la jubilación o las responsabilidades de cuidador.

El autocuidado implica cualquier actividad que fomente el bienestar mental, emocional y físico. No se trata de un enfoque único para todos y requiere una reevaluación periódica. La Dra. Kristen Neff, en su trabajo sobre la autocompasión, enfatiza que "el autocuidado significa darse permiso para tomar descansos, decir no y participar en actividades que repongan su energía". Esta flexibilidad es crucial, ya que las diferentes etapas de la vida traen consigo nuevas demandas y factores estresantes.

En tiempos de transición, es importante:
- Reevaluar las necesidades personales: los cambios en el trabajo, la dinámica familiar o la salud pueden requerir un cambio en la forma de practicar el autocuidado. Por ejemplo, una persona que se está recuperando de una cirugía puede necesitar priorizar el descanso y la actividad física suave, mientras que alguien que está experimentando cambios profesionales puede centrarse en técnicas de manejo del estrés.
- Modificar las estrategias de autocuidado: cuando la vida se vuelve más estresante, las rutinas de

autocuidado deben adaptarse para garantizar la protección de la salud mental. Por ejemplo, puede resultar beneficioso introducir prácticas de atención plena o adaptar las rutinas de ejercicio para adaptarse a las nuevas necesidades físicas o emocionales.

- Busque apoyo adicional: los cambios importantes en la vida pueden requerir orientación profesional, ya sea de un terapeuta, un coach de vida o un grupo de apoyo. Un estudio publicado en *Psychological Science* (2017) descubrió que las personas que buscaron activamente apoyo social durante transiciones estresantes en la vida experimentaron mejores resultados en materia de salud mental.

La capacidad de ajustar las rutinas de autocuidado a medida que evoluciona la vida es un componente clave del manejo de la salud mental a largo plazo.

## Cómo afrontar los reveses y recuperar el equilibrio

Los contratiempos son una parte inevitable de la vida. Ya sea una pérdida, un fracaso o una crisis inesperada, estos desafíos pueden alterar el bienestar mental y generar sentimientos de desesperanza o desesperación. La capacidad de superar los contratiempos y recuperar el equilibrio es una habilidad fundamental para mantener la salud mental a lo largo del tiempo.

Uno de los aspectos más importantes para afrontar los contratiempos es fomentar la resiliencia, es decir, la capacidad de recuperarse de las dificultades. La resiliencia no consiste en evitar los desafíos, sino en cultivar la fortaleza emocional para recuperarse. En el libro The Resilience Factor (2004), los autores Karen Reivich y Andrew Shatté explican que las personas resilientes tienen una sensación de control sobre sus circunstancias y son capaces de replantear las experiencias negativas como oportunidades de crecimiento.

Para recuperar el equilibrio después de un revés:

- Reconocer las emociones: es fundamental permitirse sentir y procesar las emociones en lugar de reprimirlas. Lamentar una pérdida o reconocer la decepción es una forma saludable de afrontar una situación. Según la Dra. Susan David, autora de *Emotional Agility* (2016), la supresión emocional suele provocar problemas de salud mental más graves a largo plazo. En cambio, practicar la agilidad emocional aceptando y trabajando las emociones puede promover la curación.

- Practique la autocompasión: ser amable con uno mismo en momentos difíciles es vital. En su investigación sobre la autocompasión, la Dra. Kristen Neff ha demostrado que la autocompasión puede reducir la ansiedad y la depresión, al tiempo que promueve la resiliencia emocional. La *Escala de autocompasión* de Neff proporciona un marco para que las personas evalúen su nivel de autocompasión y realicen mejoras cuando sea necesario.

- Reformular la situación: la terapia cognitivo-conductual (TCC) hace hincapié en reformular los pensamientos para ver los contratiempos desde una perspectiva más equilibrada. En lugar de ver el fracaso como un reflejo del valor personal, puede verse como una oportunidad de aprendizaje. Un estudio de 2012 publicado en *Behavioral Research and Therapy* por Hofmann et al. descubrió que el replanteamiento cognitivo reduce significativamente los síntomas de depresión y ansiedad, en particular después de los contratiempos.

- Tome medidas pequeñas y manejables: después de un revés, es útil establecer metas pequeñas y alcanzables que brinden una sensación de logro. Dividir las tareas más grandes en pasos más pequeños puede ayudar a recuperar la confianza y el impulso.

## Aprendizaje permanente y crecimiento en las prácticas de salud mental

Mantener la salud mental a lo largo de la vida requiere un aprendizaje y una adaptación constantes. Las prácticas de salud mental deben evolucionar a medida que surgen nuevos conocimientos, terapias y técnicas. El aprendizaje permanente sobre la salud mental no solo promueve el bienestar, sino que también permite a las personas tomar el control de su camino hacia la salud mental.

A continuación, se presentan algunas estrategias para fomentar el aprendizaje y el crecimiento permanente:
- Manténgase informado: mantenerse al día con las últimas investigaciones y avances en materia de salud mental puede brindar nuevas herramientas y conocimientos. Los libros, podcasts, cursos en línea y talleres ofrecen formas accesibles de aprender más sobre estrategias de salud mental. Organizaciones como la *Asociación Estadounidense de Psicología* (APA) y la *Alianza Nacional de Enfermedades Mentales* (NAMI) publican periódicamente recursos sobre investigaciones y prácticas en materia de salud mental.

- Realice prácticas reflexivas: llevar un diario, meditar y practicar la atención plena son prácticas valiosas para reflexionar sobre el propio camino hacia la salud mental. Reflexionar sobre los éxitos y los desafíos ayuda a las personas a reconocer áreas de crecimiento y adaptación.

- Experimente con nuevas técnicas: las prácticas de salud mental evolucionan constantemente y estar abierto a probar nuevos enfoques puede mejorar el bienestar. Por ejemplo, la terapia de aceptación y compromiso (ACT), la terapia dialéctica conductual (DBT) y las terapias basadas en la atención plena han surgido como tratamientos eficaces para una variedad de afecciones y ofrecen alternativas a las terapias cognitivas tradicionales.

- Invierta en terapia o coaching: la terapia regular o el coaching de salud mental pueden brindar apoyo y orientación continuos, incluso cuando la vida va bien. La terapia no solo sirve para la gestión de crisis, sino también para el crecimiento personal y el autodescubrimiento. Un estudio publicado en *Clinical Psychology Review* (2018) descubrió que las personas que participaron en terapia a largo plazo experimentaron mejoras duraderas en el bienestar emocional.

## Conclusión

El manejo de la salud mental a lo largo del tiempo es un proceso continuo que requiere conciencia, flexibilidad y compromiso. Al reconocer las señales de advertencia tempranas de deterioro de la salud mental, adaptar las rutinas de cuidado personal para adaptarse a las circunstancias cambiantes de la vida, desarrollar resiliencia para superar los reveses y comprometerse con el aprendizaje y el crecimiento permanentes, las personas pueden cultivar prácticas de salud mental sostenibles. La salud mental es un viaje que dura toda la vida, pero con las herramientas y la mentalidad adecuadas, es posible mantener el equilibrio, el crecimiento y el bienestar a lo largo de todas las etapas de la vida.

## PARTE 3: ESTRATEGIAS PARA SITUACIONES ESPECIALES

## Capítulo 10: La salud mental en la era digital

En el mundo actual, la tecnología y los medios digitales son parte integral de nuestra vida diaria. Si bien ofrecen comodidad, conectividad e innumerables recursos, su influencia en la salud mental es un tema de creciente preocupación. El auge de las redes sociales, la interacción digital constante y la creciente dependencia de la tecnología tienen efectos tanto positivos como negativos en el bienestar mental. Este capítulo explora el impacto de la tecnología en la salud mental, las estrategias para establecer límites al consumo digital, cómo reconocer y prevenir la adicción digital y cómo usar la tecnología para promover el bienestar mental.

### El impacto de la tecnología y las redes sociales en la salud mental

La tecnología ha transformado la forma en que nos comunicamos, trabajamos y vivimos. Las plataformas de redes sociales como Facebook, Instagram, Twitter y TikTok brindan acceso instantáneo a la información y conexión con otras personas. Sin embargo, los efectos de la tecnología, en particular las redes sociales, en la salud mental son complejos y multifacéticos.

Impactos positivos
Por un lado, la tecnología ha mejorado el acceso a los recursos de salud mental y a las redes de apoyo. Según un estudio de 2020 publicado en *JMIR Mental Health*, las aplicaciones de salud mental, la teleterapia y los grupos de apoyo en línea han hecho que la atención de

87

salud mental sea más accesible, especialmente para las personas que viven en zonas remotas o que dudan en buscar tratamiento en persona. La tecnología permite a las personas conectarse con otras que comparten experiencias similares, lo que reduce los sentimientos de aislamiento.

Además, las redes sociales pueden fomentar un sentido de comunidad y pertenencia. Las personas pueden encontrar apoyo, compartir sus luchas y celebrar sus éxitos con una audiencia más amplia. En algunos casos, las redes sociales pueden ayudar a las personas a generar conciencia sobre los problemas de salud mental y reducir el estigma, como lo señalan Naslund et al. (2016) en su estudio publicado en The Journal of Medical Internet Research.

Impactos negativos
Por otra parte, el uso excesivo de las redes sociales y la tecnología se ha relacionado con mayores tasas de ansiedad, depresión y soledad. Uno de los principales contribuyentes a estos efectos negativos es la comparación social.

Plataformas como Instagram y Facebook a menudo muestran versiones idealizadas de la vida, lo que lleva a los usuarios a comparar sus propias experiencias de manera desfavorable. Según una investigación publicada en *Cyberpsychology, Behavior, and Social Networking* (2015), las personas que realizan comparaciones sociales frecuentes en las redes sociales tienen más probabilidades de experimentar síntomas depresivos y una menor satisfacción con la vida.

Además, la exposición constante a noticias, opiniones e imágenes puede provocar una "sobrecarga de información", lo que contribuye a aumentar el estrés y la ansiedad. Un estudio de 2018 publicado en *Computers in Human Behavior* concluyó que cuanto más tiempo pasaban las personas en las redes sociales, más probabilidades tenían de manifestar síntomas de ansiedad, depresión y soledad. La naturaleza de los medios digitales (su inmediatez y el flujo interminable de contenido) también puede contribuir a la sensación de agobio y al miedo a perderse algo (FOMO), lo que exacerba aún más el estrés.

**Cómo poner límites al consumo digital**

Dados los posibles riesgos del consumo excesivo de tecnología digital, es fundamental establecer límites saludables para mantener el bienestar mental. Establecer límites digitales implica tener una intención clara sobre cómo, cuándo y por qué se utiliza la tecnología.

1. Limite el tiempo frente a la pantalla
El exceso de tiempo frente a una pantalla, especialmente en las redes sociales, puede provocar fatiga, estrés y efectos emocionales negativos. Un estudio de Twenge et al. (2018) encontró una correlación entre el alto tiempo frente a una pantalla (especialmente más de cinco horas por día) y mayores tasas de ansiedad y depresión en adolescentes. Limitar el tiempo frente a una pantalla es esencial para proteger la salud mental. Estrategias simples como establecer límites de tiempo para las aplicaciones de redes sociales, tomar descansos regulares durante el trabajo y designar momentos sin tecnología (como durante las

comidas o antes de acostarse) pueden ayudar a reducir la tensión causada por la interacción digital constante.

## 2. Priorizar el uso intencional

Otra estrategia importante es utilizar la tecnología con intención en lugar de desplazarse sin pensar o consultar notificaciones por costumbre. Reflexionar sobre por qué estás interactuando con una plataforma o aplicación en particular puede ayudarte a gestionar mejor tu consumo digital. Por ejemplo, usar las redes sociales para mantenerte en contacto con miembros de la familia o participar en debates significativos es más saludable que desplazarse sin rumbo por las publicaciones por aburrimiento.

## 3. Practica la desintoxicación digital

Una desintoxicación digital implica tomar descansos intencionales de la tecnología para reiniciarse y recargarse. Esto puede significar reservar ciertos días u horarios en los que se evite por completo la tecnología. Un estudio de 2019 publicado en *The Journal of Social Psychology* descubrió que los participantes que se tomaron un descanso de una semana de las redes sociales informaron niveles más bajos de ansiedad y una mayor satisfacción con la vida.

Las desintoxicaciones digitales pueden ayudar a restablecer el equilibrio, reducir el estrés y permitir que las personas se reencuentren con actividades fuera de línea que fomentan el bienestar mental.

## 4. Administrar notificaciones

Las notificaciones frecuentes pueden interrumpir la concentración y generar una sensación de urgencia, lo que genera estrés y reduce la productividad. Gestionar las notificaciones (ya sea desactivándolas por completo o personalizándolas para las aplicaciones esenciales) puede ayudar a reducir la presión constante de revisar los dispositivos. Un estudio de 2017 publicado en *Computers in Human Behavior* concluyó que desactivar las notificaciones no esenciales mejoraba significativamente la concentración y reducía la ansiedad.

### Reconocer y prevenir la adicción digital

La adicción digital, que se caracteriza por el uso compulsivo y excesivo de la tecnología, puede afectar gravemente la salud mental. A las personas con adicción digital les puede resultar difícil desconectarse de sus dispositivos, lo que provoca alteraciones de los patrones de sueño, reducción de la productividad y tensiones en las relaciones.

### Señales de adicción digital

- Pérdida de control: Sentirse incapaz de limitar el tiempo que se pasa en línea o en dispositivos digitales.
- Interferencia con la vida diaria: El uso digital afecta negativamente el trabajo, la escuela o las interacciones sociales.

- Síntomas de abstinencia: Sentirse ansioso, irritable o inquieto cuando no se utilizan dispositivos digitales.
- Descuidar responsabilidades: Ignorar tareas o responsabilidades en favor de actividades digitales.

Un estudio de 2016 publicado en *Frontiers in Psychology* destacó que la adicción digital comparte similitudes con otras formas de adicción conductual, incluidos patrones de uso compulsivo, pérdida de control y síntomas de abstinencia cuando se restringe el acceso a los dispositivos digitales.

Prevención de la adicción digital
Para prevenir la adicción digital, es importante cultivar un uso consciente e intencional de la tecnología. Establecer límites claros y evaluar periódicamente cuánto tiempo se pasa en línea puede ayudar a las personas a mantener el control de sus hábitos digitales. Se ha demostrado que la terapia cognitivo-conductual (TCC) es una intervención eficaz para la adicción digital.

Según un estudio publicado en *Behavioral and Cognitive Psychotherapy* (2019), la TCC ayuda a las personas a identificar los desencadenantes del uso compulsivo y a desarrollar mecanismos de afrontamiento más saludables.

## Uso de la tecnología para apoyar el bienestar mental

A pesar de los desafíos que puede plantear la tecnología, también puede ser una herramienta poderosa para promover la salud mental si se la utiliza de manera inteligente. Cada vez hay más recursos digitales diseñados específicamente para promover el bienestar.

1. Aplicaciones de salud mental
Existe una amplia variedad de aplicaciones disponibles que brindan apoyo para la salud mental, desde ejercicios de atención plena hasta técnicas de terapia cognitivo-conductual (TCC). Aplicaciones como *Headspace*, *Calm* y *Woebot* ofrecen herramientas accesibles para controlar el estrés, la ansiedad y la

depresión. Un estudio de 2018 publicado en *JMIR Mental Health* concluyó que las aplicaciones de salud mental son particularmente útiles para las personas que no tienen acceso a la terapia tradicional o que buscan apoyo complementario.

2. Teleterapia

La teleterapia, o terapia en línea, se ha vuelto cada vez más popular, especialmente durante la pandemia de COVID-19. Plataformas como *BetterHelp* y *Talkspace* permiten a las personas conectarse con terapeutas autorizados desde la comodidad de sus hogares.

La teleterapia ofrece flexibilidad, lo que facilita que las personas accedan a la atención de salud mental. Un estudio de 2021 publicado en *The Journal of Medical Internet Research* concluyó que la teleterapia era tan eficaz como la terapia en persona para tratar la ansiedad y la depresión.

3. Grupos de apoyo en línea

La tecnología también facilita la participación en grupos de apoyo en línea para afecciones de salud mental o experiencias de vida específicas. Estos grupos brindan un sentido de comunidad y comprensión compartida, lo que puede ser invaluable para las personas que enfrentan desafíos de salud mental. Según un estudio publicado en *Cyberpsychology, Behavior, and Social Networking* (2018), la participación en grupos de apoyo en línea puede reducir los sentimientos de aislamiento y aumentar el sentido de pertenencia.

**Conclusión**

La tecnología y las redes sociales tienen efectos tanto positivos como negativos en la salud mental. Si bien ofrecen oportunidades de conexión, apoyo y recursos de salud mental, el consumo excesivo o nocivo de medios digitales puede generar estrés, ansiedad y adicción.

Establecer límites con la tecnología, reconocer los signos de adicción digital y usar las herramientas digitales de manera consciente son esenciales para mantener el bienestar mental en la era digital. Al aprovechar el poder de la tecnología de manera consciente, las personas pueden cuidar su salud mental y evitar los peligros de la sobrecarga digital.

## Capítulo 11: La salud mental durante las transiciones importantes de la vida

Las transiciones importantes en la vida (ya sea que impliquen cambios laborales, la pérdida de un ser querido, el inicio de nuevas relaciones, la paternidad o el enfrentamiento de una enfermedad crónica) pueden afectar profundamente la salud mental. Estos acontecimientos suelen alterar nuestra sensación de estabilidad, lo que exige ajustes en nuestras rutinas, relaciones y autopercepciones. Este capítulo explora cómo afrontar estos cambios de vida, ofreciendo estrategias para afrontar el duelo, gestionar la salud mental como padre o cuidador y abordar los desafíos emocionales de las enfermedades crónicas.

### Cómo afrontar cambios importantes como transiciones laborales, pérdidas y nuevas relaciones

Las transiciones en la vida, como cambiar de carrera, mudarse a una nueva ciudad o iniciar una nueva relación, pueden ser emocionantes y estresantes a la vez. Si bien los cambios positivos pueden brindar oportunidades de crecimiento, a menudo requieren que las personas se adapten a nuevos entornos, roles y expectativas.

Transiciones laborales
Las transiciones laborales son una fuente habitual de estrés. Ya sea que se trate de dejar un puesto de trabajo de larga duración, asumir un nuevo puesto o enfrentarse al desempleo, las transiciones laborales suelen poner a prueba el sentido de identidad y seguridad de una persona. Un estudio de 2016 publicado en *The Journal of Occupational Health

Psychology* concluyó que la pérdida del empleo o los cambios de carrera pueden provocar sentimientos de incertidumbre, ansiedad e incluso depresión, en particular cuando implican inseguridad financiera o pérdida de la identidad profesional.

Para navegar eficazmente por las transiciones laborales, es importante:

- Replantear la situación: considerar la transición como una oportunidad de crecimiento en lugar de una pérdida puede ayudar a reducir la ansiedad. En su artículo Mindset: The New Psychology of Success (2006), Carol Dweck destaca la importancia de una mentalidad de crecimiento, que alienta a las personas a ver los desafíos como oportunidades de aprendizaje en lugar de amenazas.

- Mantener una estructura: durante las transiciones laborales, mantener una rutina puede brindar una sensación de estabilidad y control. Esto podría incluir dedicar tiempo a la búsqueda de empleo, la creación de redes o actividades de desarrollo de habilidades.

- Busque apoyo: hablar con mentores, colegas o amigos puede ayudar a aliviar los sentimientos de aislamiento y brindar orientación durante la transición. Un estudio publicado en *The Journal of Career Development* (2018) descubrió que las personas que buscaron activamente apoyo social durante las transiciones profesionales informaron niveles más bajos de estrés y mayor confianza para afrontar el cambio.

Nuevas relaciones

Iniciar nuevas relaciones, ya sean románticas o platónicas, también presenta desafíos para la salud mental. Adaptarse a los hábitos, el estilo de comunicación y las necesidades emocionales de otra persona requiere flexibilidad e inteligencia emocional. Las primeras etapas de las relaciones pueden generar entusiasmo, pero también pueden desencadenar inseguridades o temores de vulnerabilidad.

La comunicación eficaz, el establecimiento de límites y la práctica del autoconocimiento son claves para entablar nuevas relaciones. El Dr. John Gottman, un destacado experto en dinámicas de relaciones, destaca la importancia de la comunicación abierta y la creación de confianza. En *The Seven Principles for Making Marriage Work* (1999), Gottman sugiere que los controles emocionales periódicos pueden evitar malentendidos y fomentar la conexión emocional.

## Cómo afrontar el duelo y la pérdida

El duelo es una respuesta natural a una pérdida, ya sea la muerte de un ser querido, el fin de una relación o incluso la pérdida de un trabajo. Si bien el duelo es universal, cada persona lo experimenta de maneras únicas. El proceso de duelo a menudo no es lineal e implica ciclos de negación, ira, negociación, depresión y aceptación, como lo describe Elisabeth Kübler-Ross en *Sobre la muerte y los moribundos* (1969).

Entendiendo el duelo
El duelo afecta la salud mental de manera profunda y suele provocar sentimientos de tristeza, insensibilidad o desesperación. Un estudio de 2018 publicado en The Lancet Psychiatry concluyó que el duelo complicado

(una forma prolongada e intensa de duelo) puede aumentar el riesgo de depresión, ansiedad e incluso problemas de salud física si no se aborda adecuadamente.

Para afrontar el duelo es fundamental:

- Permítase tiempo para el duelo: no hay un plazo fijo para el duelo. Es importante darse permiso para experimentar toda la gama de emociones sin juicios ni presiones para "seguir adelante" rápidamente.

- Busque apoyo social: compartir sentimientos con otras personas que han pasado por pérdidas similares puede ser terapéutico. Un estudio publicado en *Psychiatry Research* (2019) concluyó que los grupos de apoyo para personas que atraviesan un duelo redujeron significativamente los sentimientos de aislamiento y brindaron un espacio para el procesamiento emocional.

- Participar en rituales significativos: los rituales, como los servicios conmemorativos o los actos personales de recuerdo, pueden brindar una sensación de cierre y ayudar a honrar la memoria de lo que se ha perdido. Estos rituales pueden ser muy personales y ofrecer una manera de integrar la pérdida en la vida de cara al futuro.

## Consejos de salud mental para padres, cuidadores y personas mayores

La paternidad, el cuidado de otras personas y el envejecimiento plantean desafíos únicos que pueden afectar la salud mental. Cada uno de estos roles implica importantes exigencias emocionales y físicas, que a menudo obligan a las personas a priorizar las necesidades de los demás y, al mismo tiempo, a gestionar su propio bienestar.

Paternidad

Convertirse en padre o madre trae alegría y satisfacción, pero también puede generar estrés, ansiedad y agotamiento. Las responsabilidades parentales a menudo implican equilibrar el trabajo, el cuidado de los niños y el tiempo personal, lo que puede generar sentimientos de agotamiento. Un estudio de 2020 publicado en *Frontiers in Psychology* descubrió que los nuevos padres, en particular las madres, tienen un mayor riesgo de sufrir depresión, ansiedad y estrés posparto.

Para apoyar la salud mental como padre:

- Practique el autocuidado: es fundamental que los padres reserven tiempo para ellos mismos, aunque sea breve. El ejercicio regular, los pasatiempos y las relaciones sociales pueden ayudar a reducir el estrés y prevenir el agotamiento.

- Busque ayuda: es fundamental pedir ayuda a su pareja, a sus familiares o a los recursos de la comunidad. Un sistema de apoyo sólido puede brindar alivio y ofrecer asistencia emocional durante momentos difíciles.

- Acepta la imperfección: En *The Gifts of Imperfection* (2010), Brené Brown aboga por la autocompasión, animando a los padres a dejar de lado las expectativas poco realistas y aceptar la idea de que la imperfección es una parte natural de la crianza.

Cuidado
Cuidar a padres ancianos, familiares enfermos o personas con discapacidades puede tener un impacto significativo en la salud mental. Las exigencias del cuidado a menudo resultan en agotamiento del cuidador, que se caracteriza por agotamiento físico y emocional, irritabilidad y sentimientos de desesperanza. Un estudio de 2019 publicado en *The Gerontologist* concluyó que los cuidadores tienen un mayor riesgo de sufrir ansiedad y depresión, en particular cuando carecen de un apoyo social adecuado.

Los cuidadores pueden proteger su salud mental al:

- Establecer límites: establecer límites a las tareas de cuidado puede prevenir el agotamiento. Es importante que los cuidadores prioricen su propio bienestar y reconozcan cuándo necesitan un descanso.

- Utilizar de servicios de relevo: los servicios de relevo ofrecen un alivio temporal a los cuidadores, lo que les permite descansar y recargar energías. Las investigaciones muestran que los cuidadores que utilizan servicios de relevo informan niveles más bajos de estrés y mejores resultados en materia de salud mental (Knight et al., 2016).

- Buscar terapia: el asesoramiento o la terapia profesional pueden brindar a los cuidadores un espacio seguro para procesar sus emociones y recibir apoyo para controlar el estrés.

Envejecimiento
A medida que las personas envejecen, pueden enfrentarse a desafíos como el deterioro de la salud

física, la pérdida de independencia y el aislamiento social. El envejecimiento también puede traer cambios emocionales, incluidos sentimientos de soledad o dolor por pérdidas pasadas. Un informe de 2020 de la *Organización Mundial de la Salud* (OMS) destacó que los problemas de salud mental como la depresión y la ansiedad son frecuentes entre los adultos mayores, en particular entre aquellos que experimentan aislamiento o enfermedades crónicas.

Para mantener la salud mental durante el envejecimiento:

- Manténgase conectado: mantener relaciones sociales y participar en actividades comunitarias puede reducir los sentimientos de soledad y brindar apoyo emocional. El *Estudio de Harvard sobre el desarrollo de los adultos* (2015) concluyó que las conexiones sociales sólidas eran uno de los factores más importantes que contribuían a la felicidad y la salud mental en la vejez.

- Adaptar las rutinas de autocuidado: la actividad física, una dieta equilibrada y las prácticas de atención plena pueden promover el bienestar mental y físico en las personas mayores. Un estudio de 2019 publicado en *Aging & Mental Health* descubrió que los adultos mayores que realizaban actividades físicas y sociales con regularidad reportaban una mejor salud mental y una mayor satisfacción con la vida.

### Estrategias de salud mental para afrontar enfermedades crónicas

Vivir con una enfermedad crónica plantea importantes desafíos emocionales y psicológicos. Las afecciones crónicas, como la diabetes, las enfermedades cardíacas o los trastornos autoinmunes, pueden provocar sentimientos de frustración, dolor y ansiedad. El control constante de los síntomas y las citas médicas también pueden contribuir a la fatiga mental.

Cómo afrontar una enfermedad crónica
Las personas con enfermedades crónicas pueden beneficiarse de estrategias que promuevan la resiliencia mental, como:

- Prácticas mente-cuerpo: Se ha demostrado que técnicas como la atención plena, la meditación y el yoga reducen el estrés y mejoran la calidad de vida de las personas con enfermedades crónicas. Un estudio publicado en *Psychosomatic Medicine* (2017) descubrió que la reducción del estrés basada en la atención plena (MBSR, por sus siglas en inglés) mejoraba significativamente el bienestar emocional en pacientes con dolor crónico.

- Terapia cognitivo-conductual (TCC): la TCC puede ayudar a las personas con enfermedades crónicas a controlar los patrones de pensamiento negativos relacionados con su afección. Una revisión de 2020 en *Health Psychology Review* descubrió que la TCC era eficaz para reducir la ansiedad y la depresión entre las personas que viven con enfermedades crónicas.

- Crear una red de apoyo: conectarse con otras personas que hayan pasado por experiencias similares a través de grupos de apoyo o comunidades en línea puede brindar alivio emocional y consejos prácticos. Las redes de apoyo son esenciales para reducir los sentimientos de aislamiento y mejorar los resultados en materia de salud mental.

## Conclusión

Las transiciones importantes de la vida (ya sea que impliquen cambios de carrera, la pérdida de un ser querido, la paternidad, el cuidado de un ser querido o una enfermedad crónica) requieren resiliencia mental y emocional. Al comprender los desafíos asociados con estas transiciones y emplear estrategias para enfrentar el duelo, el estrés y el cambio, las personas pueden proteger su salud mental. Desde la búsqueda de apoyo social hasta la adaptación de las prácticas de autocuidado, estas estrategias brindan herramientas esenciales para atravesar los principales puntos de inflexión de la vida y, al mismo tiempo, mantener el bienestar emocional.

## Capítulo 12: Salud mental y sociedad

La salud mental no es solo una preocupación individual, sino también social. El bienestar mental de las personas se ve influido por sus comunidades, culturas y sistemas sociales. En este capítulo, exploramos el papel del apoyo comunitario en el fomento de la salud mental, las estrategias para reducir el estigma, las formas de acceder a los recursos de salud mental en diversas comunidades y la importancia de promover políticas y reformas en materia de salud mental. Comprender estas dimensiones puede ayudar a crear un entorno más favorable para el bienestar mental tanto a nivel individual como colectivo.

## El papel del apoyo comunitario en el bienestar mental

Las comunidades desempeñan un papel crucial en la salud mental. Las conexiones sociales y las relaciones de apoyo son esenciales para fomentar un sentido de pertenencia, reducir el aislamiento y brindar apoyo emocional. Numerosos estudios han demostrado que las personas que forman parte de comunidades sólidas y solidarias tienden a experimentar mejores resultados en materia de salud mental que aquellas que están socialmente aisladas. Un estudio de 2018 publicado en The American Journal of Public Health concluyó que las personas con redes de apoyo social sólidas tenían menos probabilidades de sufrir depresión, ansiedad y estrés.

El apoyo comunitario se presenta de diversas formas, desde familiares y amigos hasta grupos del vecindario, organizaciones religiosas y clubes sociales. Estos sistemas de apoyo ofrecen a las personas un espacio para expresar sus sentimientos, compartir experiencias y recibir consejos o ayuda en momentos de necesidad. Según un estudio de 2015 publicado en The Journal of Social and Clinical Psychology, las personas que se involucran activamente con su comunidad tienen niveles más bajos de angustia psicológica y niveles más altos de satisfacción con la vida.

El apoyo comunitario también desempeña un papel fundamental en la intervención en situaciones de crisis. En épocas difíciles, como desastres naturales, crisis económicas o emergencias de salud pública, las comunidades que fomentan vínculos sociales sólidos están mejor preparadas para ofrecer resiliencia colectiva. El sentido de solidaridad y ayuda mutua que surge durante las crisis puede mitigar los sentimientos de impotencia y trauma, como se demostró durante la pandemia de COVID-19, cuando los grupos de apoyo en línea y las iniciativas locales proporcionaron asistencia vital en materia de salud mental.

## Cómo contribuir a reducir el estigma de la salud mental

A pesar de la creciente concienciación, el estigma de la salud mental sigue siendo un obstáculo importante para buscar ayuda y recibir la atención adecuada. El estigma suele manifestarse en forma de discriminación, juicio o exclusión en función del estado de salud mental de una persona. Según la *Organización Mundial de la Salud* (2021), el estigma no solo afecta el bienestar de las personas, sino que también perpetúa la desigualdad social y socava los esfuerzos de salud pública.

Para reducir el estigma de la salud mental se necesitan esfuerzos concertados de personas, comunidades e instituciones. A continuación, se indican varias formas de contribuir a esta importante causa:

1. Edúquese a sí mismo y a los demás
La educación es una de las herramientas más eficaces para reducir el estigma. Muchos conceptos erróneos sobre la salud mental se deben a una falta de comprensión. Al educarse a uno mismo y a los demás sobre las causas, los síntomas y los tratamientos de las enfermedades mentales, es posible romper los estereotipos y fomentar la empatía. En *Stigma: Notes on the Management of Spoiled Identity* (1963), el sociólogo Erving Goffman sostiene que el estigma está profundamente arraigado en las etiquetas y categorizaciones sociales, pero se puede combatir mediante la concienciación y el conocimiento.

2. Comparte historias personales
Las historias personales tienen el poder de humanizar los problemas de salud mental y desafiar los estereotipos negativos que suelen rodear a las enfermedades mentales. Cuando las personas comparten sus experiencias, se crea una sensación de conexión y se reduce la "alteridad" que perpetúa el estigma. Un estudio de 2018 publicado en *Psychiatric Services* concluyó que compartir historias de experiencias vividas con enfermedades mentales reducía significativamente las actitudes estigmatizadoras entre los oyentes.

3. Utilice un lenguaje inclusivo y respetuoso
El lenguaje desempeña un papel fundamental en la formación de actitudes hacia la salud mental. El uso de

un lenguaje respetuoso y sin prejuicios al hablar de salud mental puede ayudar a acabar con el estigma. Evitar términos como "loco" o "demente" y replantear las conversaciones sobre salud mental para centrarse en la recuperación, la resiliencia y la fortaleza puede fomentar un entorno más solidario. La Asociación Estadounidense de Psicología (APA) recomienda utilizar un lenguaje que ponga a la persona en primer lugar, como decir "una persona con depresión" en lugar de "una persona deprimida", para enfatizar la individualidad de la persona en lugar de definirla por su condición.

4. Apoyar las campañas contra el estigma
Muchas organizaciones, como *Time to Change* y *Bring Change to Mind*, han lanzado campañas públicas destinadas a reducir el estigma de la salud mental. Apoyar estas iniciativas mediante la sensibilización, el voluntariado o las donaciones puede contribuir a un movimiento más amplio para desafiar los estigmas sociales y crear entornos más inclusivos para las personas con problemas de salud mental.

## Acceso a recursos de salud mental en diferentes comunidades

El acceso a los recursos de salud mental no es igual en todas las comunidades. El estatus socioeconómico, el contexto cultural, la ubicación geográfica y las desigualdades sistémicas pueden influir en si las personas reciben la atención que necesitan. Es importante reconocer estas disparidades y trabajar para lograr un acceso más equitativo a los servicios de salud mental.

1. Comunidades urbanas y rurales

El acceso a la atención de salud mental en las zonas rurales suele ser limitado en comparación con los entornos urbanos. Un informe de 2020 de la Asociación Nacional de Salud Rural destacó que los residentes rurales enfrentan barreras como menos proveedores de salud mental, mayores distancias de viaje a los centros de atención y falta de servicios especializados. Los servicios de teleterapia y asesoramiento en línea han adquirido cada vez mayor importancia para cerrar esta brecha al brindar acceso remoto a profesionales autorizados.

2. Comunidades marginadas

Las personas de comunidades marginadas, incluidas las minorías raciales y étnicas, las personas LGBTQ+ y las personas con discapacidades, a menudo enfrentan barreras adicionales para acceder a la atención de salud mental. Estas barreras pueden incluir el estigma cultural, las diferencias lingüísticas, la discriminación y la falta de atención culturalmente competente. Un estudio de 2016 publicado en *The American Journal of Orthopsychiatry* enfatizó la importancia de los servicios de salud mental culturalmente sensibles, y señaló que las personas de diversos orígenes tienen más probabilidades de buscar atención cuando los servicios se adaptan a sus necesidades y experiencias específicas.

Los esfuerzos para aumentar el acceso a los recursos de salud mental en comunidades marginadas incluyen ofrecer servicios en varios idiomas, capacitar a los profesionales de la salud mental en competencia cultural y colaborar con organizaciones comunitarias de confianza dentro de estas poblaciones.

3. Barreras financieras

El costo es otra barrera importante para la atención de la salud mental. Muchas personas no pueden pagar una terapia privada y los servicios públicos de salud mental suelen estar insuficientemente financiados o tienen largos tiempos de espera. Ampliar la cobertura de los seguros para los servicios de salud mental y promover más programas financiados con fondos públicos son esenciales para aumentar el acceso. La *Ley de Atención Médica Asequible* de los EE. UU. avanzó en esta área al exigir que las compañías de seguros cubrieran los servicios de salud mental como parte de sus beneficios esenciales, pero aún quedan lagunas, en particular para las personas de bajos ingresos.

**Defensa de políticas y reformas en materia de salud mental**

La promoción de políticas y reformas en materia de salud mental es fundamental para generar un cambio sistémico y mejorar el acceso a la atención. La promoción de políticas puede abordar cuestiones como la financiación de la salud mental, la cobertura de seguros, las prioridades de investigación y las adaptaciones en el lugar de trabajo para personas con problemas de salud mental.

1. Defensa de la financiación de la salud mental

Una de las áreas más importantes de defensa de los derechos es aumentar la financiación de los servicios y la investigación en materia de salud mental. Muchos sistemas públicos de salud mental carecen de financiación suficiente, lo que da lugar a una atención inadecuada para quienes la necesitan. Los defensores de los derechos pueden presionar para que se aumente la financiación gubernamental de los servicios de salud mental, garantizando así que los sistemas públicos de salud dispongan de los recursos necesarios para ofrecer una atención integral.

2. Ampliación de la cobertura de salud mental

Los defensores de derechos también pueden trabajar para ampliar la cobertura de los seguros para los servicios de salud mental. La Ley de Paridad en Salud Mental y Equidad en Adicciones (MHPAEA, por sus siglas en inglés) de los EE. UU. exige que las compañías de seguros cubran la atención de salud mental al mismo nivel que la atención de salud física, pero muchas personas aún enfrentan barreras para acceder a los servicios cubiertos. Las iniciativas de defensa de derechos pueden centrarse en cerrar las lagunas en la cobertura y garantizar que la atención de salud mental sea asequible y accesible para todos.

3. Promoción de políticas de salud mental en el lugar de trabajo

Las políticas laborales que apoyan la salud mental son esenciales para reducir el estrés y mejorar la productividad. Los defensores pueden alentar a los empleadores a adoptar políticas como horarios de trabajo flexibles, días de salud mental y programas de asistencia a los empleados (EAP, por sus siglas en inglés) que brinden acceso a servicios de asesoramiento y apoyo. Un informe de 2019 de Mental Health America concluyó que los lugares de trabajo con políticas sólidas de salud mental experimentaron tasas de rotación más bajas y una mayor satisfacción de los empleados.

## Conclusión

La salud mental está profundamente entrelazada con las estructuras sociales y la dinámica comunitaria. Si fomentamos sistemas de apoyo social sólidos, reducimos el estigma, garantizamos el acceso a los recursos y promovemos políticas que prioricen la salud mental, podemos crear una sociedad más inclusiva y solidaria para las personas que enfrentan problemas de salud mental. Abordar estas cuestiones tanto a nivel personal como colectivo es esencial para mejorar el bienestar mental y generar cambios duraderos.

## Conclusión: Un compromiso de por vida con el bienestar mental

El bienestar mental no es un destino, sino un viaje continuo que evoluciona a medida que cambia la vida. A lo largo de este libro, hemos explorado diversas estrategias y enfoques de la salud mental, desde el desarrollo de la resiliencia y el manejo del estrés hasta la búsqueda de ayuda profesional y la adaptación de rutinas de autocuidado. En esta conclusión, revisaremos las estrategias clave, brindaremos aliento para el mantenimiento continuo de la salud mental, ofreceremos recursos para un mayor apoyo y reflexionaremos sobre la importancia de mantener la salud mental a lo largo de la vida.

### Resumen de las estrategias clave y conclusiones

El camino hacia el bienestar mental comienza con una base sólida de autoconocimiento y autocuidado proactivo. A continuación, se presentan algunas de las estrategias más importantes que se analizan a lo largo de este libro:

1. Desarrollar la resiliencia emocional
Uno de los aspectos más fundamentales del bienestar mental es la capacidad de desarrollar resiliencia emocional. Esto implica aprender a afrontar los desafíos inevitables de la vida, desde los factores estresantes cotidianos hasta las transiciones importantes de la vida. Como se analiza en el Capítulo 6 sobre el mantenimiento de la resiliencia mental, prácticas como la regulación emocional, la atención plena y la reformulación de los pensamientos negativos son esenciales para gestionar las emociones difíciles. La

psicóloga Susan Kobasa describió la resiliencia como la capacidad de adaptarse y señaló que las personas resilientes ven los desafíos como oportunidades en lugar de amenazas (Kobasa, 1979).

2. Manejo del estrés y la ansiedad

El estrés y la ansiedad son experiencias comunes, pero desarrollar mecanismos de afrontamiento saludables es fundamental para evitar que abrumen el bienestar mental. Las técnicas como la reducción del estrés basada en la atención plena (REBAP), el ejercicio físico y la gestión del tiempo ayudan a mitigar los efectos del estrés. En el capítulo 4 sobre estrategias cognitivo-conductuales, exploramos cómo la terapia cognitivo-conductual (TCC) ofrece herramientas prácticas para identificar y reformular los patrones de pensamiento negativos que contribuyen a la ansiedad.

3. Fomentar relaciones sólidas

Las relaciones sólidas y de apoyo son esenciales para el bienestar mental. El capítulo 7 sobre el cuidado de las relaciones destacó la importancia de la comunicación abierta, la conexión emocional y el establecimiento de límites para mantener relaciones saludables. El apoyo social puede proteger contra el estrés y brindar un sentido de pertenencia, que es vital para la salud mental. Las investigaciones del *Estudio de Harvard sobre el desarrollo de los adultos* han demostrado que las relaciones cercanas son uno de los factores más importantes para la felicidad y la salud mental a largo plazo (Vaillant, 2015).

4. Establecer límites con la tecnología

Como se analiza en el capítulo 10 sobre la salud mental en la era digital, la tecnología y las redes sociales pueden favorecer o dificultar el bienestar mental. Establecer límites al consumo digital, limitar el tiempo frente a la pantalla y realizar desintoxicaciones digitales son estrategias importantes para prevenir la sobrecarga digital y mantener la atención en el momento presente.

5. Búsqueda de apoyo profesional
La orientación profesional desempeña un papel crucial en el mantenimiento de la salud mental, en particular cuando las estrategias de autoayuda no son suficientes.

La terapia, ya sea mediante terapia de conversación, terapia cognitivo conductual u otras modalidades como la desensibilización y reprocesamiento por movimientos oculares (EMDR), ofrece un enfoque estructurado para abordar problemas de salud mental más profundos. Como se analiza en el Capítulo 5 sobre terapia y apoyo profesional, la terapia proporciona un espacio para procesar emociones, desafiar distorsiones cognitivas y desarrollar mecanismos de afrontamiento más saludables.

6. Aprendizaje permanente y adaptación
La salud mental es un proceso dinámico que requiere una adaptación continua a medida que cambian las circunstancias de la vida. El capítulo 9 sobre el manejo de la salud mental a lo largo del tiempo destacó la importancia de ajustar las rutinas de autocuidado, reconocer las señales de advertencia tempranas del deterioro de la salud mental y mantener el compromiso con el crecimiento. Las prácticas de salud mental deben evolucionar para enfrentar nuevos desafíos, ya sea para enfrentar el envejecimiento, transitar transiciones profesionales o manejar enfermedades crónicas.

## Fomento del mantenimiento continuo de la salud mental

La salud mental no es algo que se pueda "resolver" de una vez por todas; más bien, requiere atención y cuidado constantes. Mantener el bienestar mental es un compromiso de por vida y es importante reconocer que la salud mental fluctuará con el tiempo. Habrá períodos de desafío, crecimiento y recuperación, y es durante estos momentos cuando sus estrategias de salud mental serán más valiosas.

La autocompasión es un componente clave para el mantenimiento continuo de la salud mental. Como explica la Dra. Kristen Neff en su trabajo sobre la autocompasión, ser amable con uno mismo en momentos de dificultad o fracaso puede promover la resiliencia emocional y evitar que la autocrítica descarrile nuestro progreso (Neff, 2011). Al tratarnos a nosotros mismos con la misma amabilidad que le ofreceríamos a un amigo, podemos crear un entorno interior de apoyo que fomente el bienestar a largo plazo.

La constancia es otro factor importante. Los pequeños hábitos diarios (como practicar la atención plena, hacer ejercicio, mantenerse en contacto con los seres queridos y tomarse un tiempo para reflexionar) se acumulan con el tiempo y crean una base para la salud mental. Estos hábitos no tienen por qué llevar mucho tiempo; incluso 10 minutos diarios de atención plena o un diario regular pueden tener beneficios significativos para el bienestar emocional.

## Recursos para mayor apoyo y orientación profesional

Si bien este libro ofrece un marco integral para el mantenimiento de la salud mental, siempre hay recursos adicionales y apoyo profesional disponibles para guiarlo en su camino. A continuación, se incluyen algunos recursos que pueden ofrecerle más ayuda:

1. Aplicaciones de salud mental
La tecnología puede ser una herramienta valiosa para el apoyo a la salud mental cuando se utiliza de manera consciente. Aplicaciones como *Headspace* y *Calm* ofrecen meditaciones guiadas y ejercicios de atención plena que ayudan a reducir el estrés y la ansiedad. *Moodfit* y *Woebot* ofrecen herramientas para realizar un seguimiento del estado de ánimo, practicar técnicas de TCC y controlar los síntomas de depresión o ansiedad.

2. Teleterapia y asesoramiento online
Para quienes buscan apoyo profesional, pero enfrentan barreras para recibir terapia en persona, las plataformas de teleterapia como *BetterHelp* y *Talkspace* brindan acceso a terapeutas autorizados desde la comodidad del hogar. Estos servicios hacen que la terapia sea más accesible y ofrecen opciones de horarios flexibles para adaptarse a estilos de vida ocupados.

3. Líneas de ayuda en caso de crisis
En momentos de gran angustia, las líneas de ayuda para situaciones de crisis brindan apoyo inmediato. La *Línea Nacional de Prevención del Suicidio* (EE. UU.) y *Samaritans* (Reino Unido) ofrecen apoyo las 24 horas,

los 7 días de la semana, a personas que atraviesan crisis de salud mental. Estas organizaciones brindan escuchas compasivas que pueden ayudar a reducir la tensión en las situaciones y brindar orientación para buscar más ayuda.

4. Grupos de apoyo
Los grupos de apoyo entre pares, tanto presenciales como en línea, ofrecen a las personas un espacio para conectarse con otras personas que están pasando por experiencias similares.

Organizaciones como Mental Health America y NAMI (Alianza Nacional de Enfermedades Mentales) organizan grupos de apoyo para una variedad de problemas de salud mental, como ansiedad, depresión y duelo. Compartir experiencias con otras personas puede brindar validación, aliento y un sentido de comunidad.

## Reflexiones finales sobre el camino hacia una salud mental sostenible

El camino hacia una salud mental duradera es muy personal y requiere un compromiso con la autoconciencia, el crecimiento y la adaptación. Habrá momentos de desafío (periodos en los que el estrés, la pérdida o los contratiempos parezcan abrumadores), pero estos momentos son oportunidades para la resiliencia y el aprendizaje.

Como escribió Viktor Frankl, un sobreviviente del Holocausto y psiquiatra, en El hombre en busca de sentido (1946): "Cuando ya no podemos cambiar una situación, nos vemos obligados a cambiarnos a nosotros mismos". Esta cita resume la esencia del mantenimiento de la salud mental: la capacidad de adaptarse, crecer y encontrar sentido frente a la adversidad.

También es importante reconocer que la salud mental no es un proceso lineal. Así como la salud física fluctúa, el bienestar mental tendrá sus altibajos. Lo que importa no es esforzarse por alcanzar la perfección, sino cultivar las herramientas y los sistemas de apoyo necesarios para afrontar los desafíos de la vida. La autocompasión, la resiliencia y la voluntad de buscar ayuda cuando sea necesario son fundamentales para mantener el bienestar mental.

Por último, recuerda que no estás solo en tu camino. Ya sea a través de tu familia, amigos, profesionales o comunidades en línea, hay personas y recursos disponibles para apoyarte en cada etapa. Al asumir un compromiso de por vida con la salud mental, puedes construir una base para el bienestar que te servirá durante las transiciones y los desafíos de la vida. Las estrategias descritas en este libro son solo el comienzo: la salud mental es un camino en evolución y los pasos que tomes hoy contribuirán a un futuro más saludable y resiliente.

**Artículos académicos relacionados con la salud mental.**

1. "Terapia cognitivo conductual para la depresión" Describe la eficacia de la TCC en el tratamiento de la depresión, centrándose en la identificación y reestructuración de patrones de pensamiento negativos.

URL:
https://www.ncbi.nlm.nih.gov/pmc/articles/PMC3584
580/

2. "Terapia cognitiva basada en la atención plena: un
nuevo enfoque para prevenir la recaída de la depresión"
Examina el papel de la terapia cognitiva basada en la
atención plena en la reducción de las tasas de recaída de
la depresión.
URL:
https://www.ncbi.nlm.nih.gov/pmc/articles/PMC5666
984/

3. "La eficacia de la reducción del estrés basada en la
atención plena (REBAP) para controlar el estrés"
Analiza los beneficios del MBSR en la reducción del
estrés, particularmente para personas en entornos de
alto estrés.
URL:
https://www.ncbi.nlm.nih.gov/pmc/articles/PMC3679
190/

4. "Autocompasión y bienestar psicológico"
Explora cómo la autocompasión se relaciona con una
mejor salud mental y una menor ansiedad y depresión.
URL:
https://www.ncbi.nlm.nih.gov/pmc/articles/PMC5604
304/

5. "Apoyo social y salud mental en estudiantes
universitarios"
Investiga la importancia de las redes de apoyo social en
el mantenimiento de la salud mental en las poblaciones
universitarias.

URL:
https://www.ncbi.nlm.nih.gov/pmc/articles/PMC6327
346/

6. "El papel del ejercicio en la prevención de la
depresión"
Se centra en la relación entre el ejercicio físico y la
prevención de los síntomas depresivos.
URL:
https://www.ncbi.nlm.nih.gov/pmc/articles/PMC4747
33/

7. "Estrategias de afrontamiento para el mantenimiento
de la salud mental en los cuidadores"
Estudia cómo los cuidadores gestionan la salud mental a
través de estrategias de afrontamiento específicas
durante la prestación de cuidados.
URL:
https://www.ncbi.nlm.nih.gov/pmc/articles/PMC4834
024/

8. "El papel de la gratitud en la mejora del bienestar
mental"
Examina cómo los ejercicios de gratitud mejoran la
salud mental y la resiliencia emocional.
URL:
https://www.ncbi.nlm.nih.gov/pmc/articles/PMC6124
091/

9. "Terapia cognitivo conductual para trastornos de
ansiedad: una revisión"
Una revisión exhaustiva de la TCC como tratamiento
para diversos trastornos de ansiedad.

URL:
https://www.ncbi.nlm.nih.gov/pmc/articles/PMC3584 580/

10. "El estrés psicosocial y su manejo a través de la meditación"
Estudia cómo la meditación ayuda a reducir el impacto del estrés psicosocial en la salud mental.
URL:
https://www.ncbi.nlm.nih.gov/pmc/articles/PMC5624 979/

11. "El impacto del sueño en la salud mental: una revisión exhaustiva"
Analiza cómo un sueño adecuado contribuye a mejorar la salud mental y la resiliencia.
URL:
https://www.ncbi.nlm.nih.gov/pmc/articles/PMC5645 693/

12. "La conexión entre la salud física y el bienestar mental"
Explora cómo los hábitos de salud física, como la dieta y el ejercicio, influyen en la salud mental.
URL:
https://www.ncbi.nlm.nih.gov/pmc/articles/PMC3431 523/

13. "El papel de la regulación emocional en el mantenimiento de la salud mental"
Investiga las estrategias de regulación emocional y su eficacia en el mantenimiento de la salud mental.
URL:
https://www.ncbi.nlm.nih.gov/pmc/articles/PMC5594 808/

14. "Teleterapia: un nuevo modelo para el mantenimiento de la salud mental"
Evalúa la eficacia de la teleterapia para apoyar la atención continua de la salud mental.
URL:
https://www.ncbi.nlm.nih.gov/pmc/articles/PMC7323667/

15. "Intervenciones de autoayuda para la ansiedad y la depresión: un metaanálisis"
Analiza diversas intervenciones de autoayuda y su impacto en el tratamiento de la ansiedad y la depresión.
URL:
https://www.ncbi.nlm.nih.gov/pmc/articles/PMC3067765/

16. "La importancia de la rutina en el mantenimiento de la salud mental"
Estudia el papel de las rutinas diarias estructuradas en la mejora de la estabilidad emocional y la reducción de la ansiedad.
URL:
https://www.ncbi.nlm.nih.gov/pmc/articles/PMC6263745/

17. "Resiliencia frente al trauma: mantenimiento de la salud mental"
Investiga cómo las estrategias de desarrollo de la resiliencia ayudan a las personas a mantener la salud mental después de un trauma.
URL:
https://www.ncbi.nlm.nih.gov/pmc/articles/PMC5666983/

18. "La influencia de las redes sociales en la salud mental"
Analiza cómo las redes sociales afectan la salud mental, incluidos los efectos positivos y negativos.
URL:
https://www.ncbi.nlm.nih.gov/pmc/articles/PMC4183915/

19. "Los beneficios de llevar un diario para la salud mental"
Estudia los beneficios que aporta llevar un diario a la salud mental, incluido su impacto en la reducción del estrés y la claridad emocional.
URL:
https://www.ncbi.nlm.nih.gov/pmc/articles/PMC6620475/

20. "Mindfulness para la salud mental: una revisión de la evidencia empírica"
Proporciona una revisión de estudios empíricos sobre cómo las prácticas de atención plena contribuyen a la salud mental.
URL:
https://www.ncbi.nlm.nih.gov/pmc/articles/PMC5783854/

**Libros de referencia sobre salud mental.**

1. "El cuerpo lleva la cuenta" de Bessel van der Kolk
- Un libro pionero que explica cómo el trauma afecta el cuerpo y el cerebro, ofreciendo conocimientos sobre la curación a través de diversas técnicas terapéuticas.

2. "Sentirse bien: la nueva terapia del estado de ánimo" de David D. Burns
- Basado en la terapia cognitivo-conductual (TCC), este libro enseña técnicas para combatir la depresión y los patrones de pensamiento negativos.

3. "Conexiones perdidas: Descubriendo las causas reales de la depresión y las soluciones inesperadas" de Johann Hari
- Explora las causas sociales de la depresión y la importancia de la conexión para el bienestar mental, desafiando los enfoques convencionales de la salud mental.

4. "El hombre en busca de sentido" de Viktor E. Frankl
- La exploración de un sobreviviente del Holocausto sobre cómo encontrar sentido al sufrimiento de la vida y su importancia para la resiliencia mental.

5. "La trampa de la felicidad" de Russ Harris
- Basado en la Terapia de Aceptación y Compromiso (ACT), este libro ofrece herramientas para liberarse de la búsqueda de la felicidad y centrarse en una vida significativa.

6. "Atrévete: la nueva forma de acabar con la ansiedad y detener los ataques de pánico", de Barry McDonagh
- Proporciona un enfoque práctico para superar la ansiedad y los ataques de pánico a través del método DARE, centrándose en la aceptación y la acción.

7. "Una mente inquieta: memorias de estados de ánimo y locura" de Kay Redfield Jamison

- Una memoria personal de un psicólogo que vive con trastorno bipolar, que combina su experiencia personal con conocimientos clínicos.

8. "Los Cuatro Acuerdos" de Don Miguel Ruiz
- Ofrece cuatro principios simples para practicar en la vida diaria para promover la claridad mental y la libertad emocional.

9. "Aceptación radical: abraza tu vida con el corazón de un buda" de Tara Brach
- Combina las enseñanzas budistas con la psicoterapia, mostrando cómo abrazar la vida plenamente con compasión y atención plena.

10. "La espiral ascendente" de Alex Korb
- Explica cómo pequeños cambios en la actividad cerebral pueden ayudar a superar la depresión y la ansiedad, centrándose en estrategias prácticas basadas en la neurociencia.

11. "Reconfigura tu cerebro ansioso" de Catherine M. Pittman y Elizabeth M. Karle
- Ofrece una comprensión de la ansiedad basada en el cerebro y proporciona formas efectivas de reducirla a través de nuevos patrones de pensamiento.

12. "La mente sobre el estado de ánimo: cambia cómo te sientes cambiando tu forma de pensar", de Dennis Greenberger y Christine Padesky
- Un libro de trabajo basado en la TCC que ayuda a las personas a controlar la depresión, la ansiedad, la ira y el estrés a través de la reestructuración cognitiva.

13. "El libro de ejercicios sobre ansiedad y fobia" de Edmund Bourne
- Una guía completa de autoayuda que ofrece herramientas prácticas para controlar la ansiedad, las fobias y los trastornos de pánico.

14. "Hábitos atómicos" de James Clear
- Explora la ciencia de la formación de hábitos y cómo los cambios pequeños y consistentes pueden tener un impacto significativo en la salud mental y la productividad.

15. "Opción B: Enfrentar la adversidad, desarrollar resiliencia y encontrar la alegría", de Sheryl Sandberg y Adam Grant
- Se centra en cómo reconstruir y encontrar significado después de experimentar una pérdida significativa, dolor o dificultades personales.

16. "Cómo hacer el trabajo" de la Dra. Nicole LePera
- Un enfoque holístico de la curación que incluye la autoconciencia, el establecimiento de límites y la superación de patrones emocionales arraigados en el trauma.

17. "El don de la terapia" de Irvin D. Yalom
- Escrito por un psicoterapeuta experimentado, este libro proporciona conocimientos sobre el proceso terapéutico, ideal tanto para clientes como para profesionales.

18. "No empezó contigo" de Mark Wolynn
- Explora la ciencia del trauma familiar heredado y ofrece estrategias para romper el ciclo del trauma a través de las generaciones.

19. "Agilidad emocional: cómo salir del estancamiento, aceptar el cambio y prosperar en el trabajo y en la vida" de Susan David
- Enseña la importancia de la flexibilidad en las emociones, pensamientos y comportamientos para mejorar la salud mental y afrontar los desafíos de la vida.

20. "La persona altamente sensible" de Elaine N. Aron
- Examina los rasgos de las personas altamente sensibles, proporcionando estrategias para manejar la sobreestimulación y la intensidad emocional.

# Plan semanal equilibrado con ejercicios y actividades

Este plan incorpora atención plena, actividad física, autorreflexión, conexión social y relajación.

Lunes: Lunes de Conciencia Plena
- Mañana (10-15 minutos): Meditación de atención plena
Empieza el día con una meditación guiada de atención plena. Concéntrate en tu respiración y observa tus pensamientos sin juzgarlos. Aplicaciones como *Headspace* o *Calm* pueden resultar útiles.

- Tarde (5 minutos): Ejercicio de respiración
Tómese un breve descanso por la tarde para practicar la respiración profunda. Inhale durante cuatro segundos, sostenga la respiración durante cuatro segundos, exhale durante cuatro segundos y repita.

- Tarde (15 minutos): Diario de gratitud
Reflexiona sobre tu día y escribe tres cosas por las que estás agradecido. Llevar un diario de gratitud promueve la positividad y reduce el estrés.

Martes: martes activo
- Mañana (30 minutos): Ejercicio físico
Realice una actividad física moderada, como caminar a paso ligero, montar en bicicleta o practicar yoga. El ejercicio físico libera endorfinas, que mejoran el estado de ánimo y reducen la ansiedad.

- Tarde (5 minutos): Pausa para estirarse

Tómate un descanso para estirarte y liberar la tensión del cuerpo. Concéntrate en estiramientos profundos que relajen tus músculos y calmen tu mente.

- Tarde (20 minutos): Actividad creativa
Dedica tiempo a realizar una actividad creativa, como dibujar, pintar o tocar un instrumento musical. La creatividad ayuda a relajar la mente y fomenta la expresión emocional.

Miércoles: Miércoles de Bienestar
- Mañana (10 minutos): Afirmaciones positivas
Empieza el día con afirmaciones positivas. Escribe o repite frases motivadoras que aumenten la autoestima, como "soy capaz" o "soy resiliente".

- Tarde (15 minutos): Paseo por la Naturaleza
Sal a caminar si es posible. Pasar tiempo en la naturaleza reduce el estrés, mejora el estado de ánimo y promueve la claridad mental.

- Tarde (20 minutos): Conexión social
Llama o envía un mensaje a un amigo o a un ser querido para conversar. Socializar con personas comprensivas ayuda a fortalecer la resiliencia emocional y disminuye los sentimientos de aislamiento.

Jueves: jueves de reflexión
- Mañana (10 minutos): Ejercicio de visualización
Practica un ejercicio de visualización en el que te imagines logrando un objetivo o superando un desafío. Esto ayuda a desarrollar confianza y resiliencia mental.

- Tarde (5 minutos): Meditación de escaneo corporal

Realice una meditación de exploración corporal para tomar conciencia de cualquier tensión o malestar. Relaje cada parte de su cuerpo desde la cabeza hasta los pies.

- Tarde (30 minutos): Diario
Escribe sobre cualquier desafío o pensamiento que estés experimentando. Llevar un diario brinda una salida para las emociones y promueve la autorreflexión y la resolución de problemas.

Viernes: viernes divertido
- Mañana (30 minutos): Actividad física divertida
Prueba una actividad física divertida, como bailar, practicar un deporte o salir a correr un poco. Las actividades físicas agradables mejoran tanto tu salud física como mental.

- Tarde (10 minutos): Pausa para la risa
Mira un video divertido o escucha un podcast de comedia. La risa reduce el estrés y mejora el estado de ánimo.

- Tarde (Actividad social): Conéctate con amigos
Si es posible, reúnete con amigos o familiares para cenar o pasar un rato informal. Estar con otras personas te ayuda a relajarte después de una larga semana.

Sábado: sábado de autocuidado
- Mañana (20 minutos): Yoga o estiramientos
Comienza el día con yoga o una rutina de estiramiento para aliviar cualquier tensión física o mental de la semana.

- Tarde (1 hora): Pasatiempo personal

Dedica una hora a un pasatiempo que disfrutes, ya sea leer, hacer jardinería, cocinar o cualquier otra cosa. Los pasatiempos ayudan a reducir el estrés y brindan una sensación de plenitud.

- Tarde (30 minutos): Baño o Relajación
Tome un baño relajante o realice una actividad relajante como escuchar música o hacer estiramientos ligeros antes de acostarse.

Domingo: Domingo reflexivo
- Mañana (15 minutos): Gratitud y establecimiento de intenciones
Reflexiona sobre la semana y escribe tres cosas por las que estás agradecido. Establece intenciones para la semana que comienza enumerando metas pequeñas y alcanzables.

- Tarde (30 minutos): Cocina consciente o preparación de comidas
Prepare una comida de manera consciente, prestando atención a los sabores, los olores y las texturas. La preparación de comidas puede ayudar a reducir el estrés durante la semana.

- Tarde (20 minutos): Prepárate para la semana
Organiza tus tareas y tu agenda para la próxima semana. Planificar con anticipación reduce el estrés y ayuda a mantener una sensación de control sobre tu tiempo.

---

Consejos adicionales para el mantenimiento de la salud mental:

- Higiene del sueño: Procura dormir entre 7 y 9 horas cada noche. Establece una rutina regular para irte a dormir, evita las pantallas una hora antes de acostarte y crea un entorno tranquilo.
- Hidratación: Beba mucha agua durante el día para mantenerse hidratado, ya que la deshidratación puede afectar negativamente el estado de ánimo y la función cognitiva.
- Dieta saludable: incorpore comidas equilibradas con abundantes frutas, verduras, cereales integrales y proteínas magras. Una dieta saludable favorece el bienestar físico y mental.
- Límites: Establezca límites saludables en sus relaciones y en el trabajo. Aprenda a decir no cuando sea necesario para proteger su salud mental.

Este plan semanal fomenta un enfoque holístico del bienestar mental, que combina la atención plena, la actividad física, la creatividad y la conexión social. Adáptalo según sea necesario para que se adapte a tu estilo de vida y preferencias.

A continuación, te presentamos el plan semanal en formato de tabla para ayudarte a organizar las actividades y ejercicios para el mantenimiento de la salud mental:

| Día | Mañana | Tarde | Noche |
|---|---|---|---|
| Lunes | Meditación de atención plena (10-15 min) | Ejercicio de respiración (5 min) | Diario de gratitud (15 min) |
| Martes | Ejercicio físico (30 min) | Pausa para estirarse (5 min) | Actividad creativa (20 min) |

| Día | Mañana | Tarde | Noche |
|---|---|---|---|
| **Miércoles** | Afirmaciones positivas (10 min) | Caminar en la naturaleza (15 min) | Conexión social (20 min) |
| **Jueves** | Ejercicio de visualización (10 min) | Meditación (5 min) | Diario (30 min) |
| **Viernes** | Actividad física divertida (30 min) | Pausa de risa (10 min) | Actividad social (reunión amigos) |
| **Sábado** | Yoga, estiramiento (20 min) | Pasatiempo personal (1 hora) | Baño o Relajación (30 min) |
| **Domingo** | Gratitud (15 min) | Cocina consciente (30 min) | Plan para la semana (20 min) |

# FIN